JN103639

人の逝き方を考える

終末期医療と尊厳死

源河圭一郎

社会医療法人葦の会　介護老人保健施設オリブ園施設長
前・日本尊厳死協会評議員
医学博士

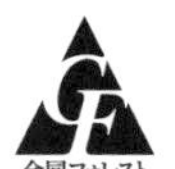

まえがき

平成13年の春に国立沖縄病院を定年退職し、早くも20年近くの歳月が過ぎ去りました。沖縄病院在職のころの私は、呼吸器外科医として患者さんの病気を治し、健康を取り戻すことが医療の目的であると考えていました。

退職後にいくつかの新しい仕事を引き受けました。その中には、日本尊厳死協会九州支部理事のほか、介護老人保健施設の常勤医としての役割がありました。

尊厳死や終末期の問題に関わるようになって、医療に対する私の考え方が変わりました。寝たきりで回復の見込めない患者さんに対する延命治療の是非について考える時には、本人のみならず、その方達を介護している家族の気持ちに想いを馳せることが、高齢者医療の分野において大切なのだと気が付いたのです。

沖縄病院在職中から現在までの間に、私は折に触れて依頼されるままに文章を書き、県内各地で講演をさせていただきました。本書では、その中から終末期医療、肺癌、肺結核などの医療問題をはじめ、身辺雑記や私にとって忘れることが出来ない少年期の学童疎開についての回想記を収録しました。

私は昭和30年に京都大学医学部に入学しましたが、医師を志した直接の動機の一つに、当時の沖縄で猛威を振るってぃた肺結核に対する外科療法の専門家が極端に少なかったことを挙げることが出来ます。当時、本土から沖縄へ寸暇を惜しんで派遣された専門医師の手術を受ける患者は少数で、大多数の患者は、他県の結核療養所へ集団で海路渡航して、手術を受けていたのです。

本書の第3章「結核、感染症」に書きましたように、沖縄の結核事情を背景に、私はＷＨＯ（世界保健機構）の研修医に応募して、韓国の結核の現状を視察しました。大変参考になったことを覚えています。

その後、抗結核化学療法の普及に伴い、外科療法の全盛時代が終わりを告げ、新たに肺癌が呼吸器外科医の対象疾患となりました。

米軍占領下だった当時の沖縄は、全国の中でも肺癌患者数が多かったことから、京都大学結核研究所に在籍していた私は、肺癌を研究の対象に選びました（本書の第2章「タバコと肺癌」に記述しました）。

医学の進歩は留まるところを知らず、長寿時代が到来しました。長年の間、沖縄県は全国有数の長寿社会を誇示してきましたが、第4章「長寿県・沖縄」で触れましたように、最近では寿命の伸び率が低迷気味で、男女とも平均寿命トップの座を他県に譲ってしまいました。百歳を超える高齢者は今なお、沖縄県が単位人口当たり全国最多ですが、寝たきりが多いという現実があります。

厚生労働省の統計によりますと、30数年前の日本の百歳人口は600人に過ぎなかったのですが、その80％が矍鑠（かくしゃく）たる元気な高齢者でした。ところが、現在の百歳人口は著しく増加して7万人を超えましたが、その80％が要介護の虚弱高齢者といわれています。医学の進歩は確かに寿命の延長をもたらしましたが、寝たきり高齢者も増やすという皮肉な結果を招いています。

新時代にふさわしい長寿とは、平均寿命の長さではなく、心身ともに健康で日常生活が制限されない期間の長さ、すなわち健康寿命の長さであると思います。

沖縄の高齢者は、75年前の激しい地上戦をくぐり抜けて敗戦後の困窮にも耐えてきた人々であるだけに、「命（ぬち）どぅ宝（命こそ宝）」を合言葉に、尊厳ある人生を全うしたいと願う気持ちが人一倍強いと言えるのではないかと思います。

生き甲斐ある老後を支援するとともに、安らかに尊厳ある人生の最期を迎えられるよう努力を惜しまないことが、尊厳死運動に携わってきた私の願いでもあります。

＊なお医学論文に関しては、執筆時から現在に至るまで、少し時代が進んでいる（最新の論文ではない）事をお含みおき下さい。

源河圭一郎

目次

第2章　タバコと肺がん

第3章　結核、感染症

第4章　長寿県・沖縄

第5章　国立療養所沖縄病院での勤務

第1章

終末期医療と尊厳死

尊厳死を考える

私は2001年春の公務員医師退職後に、いくつかの新しい仕事を引き受けたが、その一つに日本尊厳死協会九州支部理事（沖縄県担当）という役職がある。臨床医として悪性疾患、とくに肺癌との関わりが長かった私は、終末期医療に関心はあったが、尊厳死について深く考えたことはなかった。医療技術とともに延命技術は進歩したが、人間としての尊厳を失ってまで、ただ単に死期を引き延ばすためだけの延命措置もある。そのすべてを断り、人間らしく尊厳ある人生を全うするという尊厳死運動が起こるのは自然の流れであろう。

その意味で尊厳死運動は、尊厳をもって生きることを求める運動であるという考え方に、私も次第に共感を覚えるようになった。

日本尊厳死協会は設立後すでに四半世紀を経過し、会員数は10万人を超えるようになっているが、最近は会員数の伸びが鈍化している。

その理由の一つに、悪性腫瘍終末期における疼痛コントロールの著しい進歩と普及が挙げられる。尊厳死宣言書（リビング・ウイル）の中核となる文言の中に、「延命措置は断わるが、苦痛を緩和する処置は最大限に実施すること」と記載されていることから、ある程度納得できる。

最近は尊厳死の対象を悪性腫瘍と難病の末期にとどまらず、「高齢化社会を反映して老年期の重度認知症も対象に加えるべきではないか」という議論が盛んになってきた。

尊厳死宣言書に重度認知症条項を入れるかどうかが大きな課題になっているが、日本尊厳死協会では現在（編集部註：２００３年）のところ、時期尚早として結論を出していない。

ところで、世間では尊厳死と安楽死を混同して用いられることが多く、日常接するマスコミ用語も統一性を欠き、戸惑うことが少なくない。

安楽死には「積極的安楽死」と「消極的安楽死」がある。

少し露骨に言えば、積極的安楽死は人の手を介して苦痛を感じさせずに「息の根を止める」ことであり、消極的安楽死は自然な状態で死なせるために延命手段を中止して「死ぬに任せる」ことである。

混乱を避けるために、安楽死という言葉は積極的安楽死だけに使用し、消極的安楽死は「延命治療の中止」と言い換えるのが望ましい。

最近の医療界には、１９９５年（平成7年）に横浜地裁が東海大学安楽死事件の判決の中で示した4条件を満たして初めて積極的安楽死が医師に許容されるという大前提がある。
すなわち、
①患者に耐えがたい肉体的苦痛がある。
②患者の死が避けられず、死期が迫っている。
③患者の苦痛の除去・緩和の方法を尽くし、他に代替手段がない。
④生命の短縮を承諾する患者本人の明らかな意思表示がある。
の4条件である。以上の要件がすべて揃っている時に、実行した医師の罪を問わないとしている。

東海大学安楽死事件は、医療の現場で末期患者に対してとられた医師の処置（致死行為）が、適法な安楽死に当たるかどうかが問われた本邦初のケースであり、当初から世間の注目を集めていた。

ちなみに被告人の医師の行為は、上記条件の①と④を具備していなかったために殺人罪に当たるとして起訴され、懲役2年・執行猶予2年に処せられている。

なお、この判決で述べられている除去・緩和されるべき苦痛は「肉体的苦痛だけ」であって、「精神的苦痛は現段階では除外されるべきである」としている。

しかし、今後は日本でも議論を拡大して、超高齢者などの精神的苦痛にまで尊厳死の対象を拡げる可能性が出てくるかもしれない。

消極的安楽死とは、回復の見込みがない末期患者に無意味な延命措置を施さないで苦痛除去のみを行い、尊厳のうちに安らかに迎える死のことである。その方法として、延命治療が中止され、苦痛除去のために麻薬などが適切に使われることもある。

このような尊厳死は、日本医師会「生命倫理懇話会（１９９２年）」と日本学術会議「死と医療特別委員会（１９９４年）」でも承認されている。

医療の進歩と高齢化社会の進展に伴って、人生の最期をどう迎えるかということに関心が高まり、誰もが安楽に死にたいという望みを抱くようになり、医師の側もこうした事態を無視できなくなっている。今まで延命主義一辺倒だった医師の中にも、尊厳死を容認する医師が徐々に増えている背景には、このような事情が存在すると思われる。

沖縄県内には終末期医療や尊厳死を考える会がいくつかあり、地道な活動が熱心に続けられている。日本尊厳死協会「おきなわ」もその中の一つとして、尊厳死の理念に対する社会の理解が深まり、リビング・ウイルが尊重されるように、私も微力を尽くしたいと考えている。

（沖縄県医師会報　２００３年1月号）

重度痴呆症（認知症）を伴った高齢者の延命治療

２００３年（平成15年）1月号の沖縄県医師会報「発言席」欄の拙文「尊厳死を考える」が火付け役となって、「高齢者の終末期医療」をテーマとする誌上討論が行われることを嬉しく思うとともに、この問題が日常診療の現場で切実な課題となっていることを痛感しています。ひと口に「高齢者の終末期医療」と言っても、その内容は多岐にわたります。私がここで取り上げる問題は、重度認知症を伴った高齢者に対して行われる延命治療に限定させていただきます。

具体的には、自分の名前すら忘れ、直前の記憶も失われ、自分の部屋へも戻れず、身近な家族さえも識別できないという非常に高度の痴呆症状を呈する高齢者が、生命を脅かす重篤な疾病、例えば癌や難病の終末期、緊急手術を要する消化管穿孔・腸閉塞、人工呼吸器管理を要する重症肺炎などに罹患した場合に、どのように対処すべきかという問題です。重度認知症を伴った高齢者が経口摂食不能状態に陥った場合の胃瘻造設も、これに含めてよいと思います。

日本尊厳死協会では１９９５年（平成7年）に特別委員会を設置して、以前から容認されている癌や難病の終末期にとどまらず、「重度痴呆症条項をリビング・ウイル（生前発効の尊厳死宣言書）に入れるかどうか」について会員に対しアンケートを実施しました。

その結果、賛成の意見が85％という多数を占めました。

ちなみに同協会の会員数は２００２年（平成14年）末に10万人を超えましたが、その性別構成では身内の介護を経験する機会が多い女性会員が３分の２を占め、年齢別構成では65歳以上の会員が４分の３を占めています。これらの会員の多くが自分自身を含めて重度認知症に陥った高齢者に対し、いたずらな延命治療を望んでいない事実を私たちは真剣に受け止めたいと思います。

老年期重度認知症の尊厳死をめぐる代表的な意見のいくつかを紹介します。

「痴呆症になれば人格がなくなり、尊厳ある生ではないから死を選びたい」

「痴呆症で人格が壊れたら延命措置を断るということか。不治末期は正常な人にも呆けた人にも平等のはず」

「重度痴呆症で食べられなくなった人が、強制的に栄養補給しないと生きていけない状態は、『いたずらに死期を引き延ばす延命治療』ではないのか」

等々です。

医療の現場では、今後ますます増加が予想される重度痴呆の高齢者に提供する医療の質・量をめぐって、「どこまでやるべきか」という深刻な悩みが続きそうです。

重度痴呆症条項に関しては「認知症患者に対する治療打ち切り」であり、「弱者切り捨て」そのものであるとして、マスコミが大々的な反対キャンペーンを展開し、認知症患者を守る会、老人病院、弁護士団体などがこれに同調するという事態に直面したため、日本尊厳死協会としてこの問題に結論を出すことができず、「時期尚早」として先送りされた経緯があります。

尊厳死の思想は、日本の精神風土に着実に根を下ろしつつありますが、認知症とリビング・ウイルとの関係は、未だに国民の合意が得られていません。

私達は尊厳ある生を全うするために、「高齢者の終末期医療」の問題を避けて通ることはできません。

（沖縄県医師会報　２００３年５月号）

自然な状態での尊厳死

健やかに生きて、なお安らかに死を迎えるという「尊厳死の思想」が、このところ国民の間で静かな広がりを見せています。

医療とともに延命技術も進歩しましたが、人生の最期をどう迎えるか、ということに関心が高まっています。人間としての尊厳を失ってまで、いたずらに死期を引き延ばすことなく、尊厳ある人生を完結するという尊厳死運動が起こるのは自然の流れです。

尊厳死運動の高まりが急速に人々の注目を引くようになった背景には、昭和天皇の告知なき闘病生活（１９８８年）、ライシャワー元駐日大使の尊厳死（１９９０年）、東海大学附属病院安楽死事件（１９９１年）などがあります。

ところで世間では「尊厳死」と「安楽死」がしばしば混同されて使われていますが、両者は全く異なります。尊厳死とは「患者が不治の病で末期になったとき、自分の意思に基づいて意味のない延命措置を中止して自然な状態で迎える死」です。その意思を医師に伝える方法が、生前発効の遺言書と言われる「尊厳死宣言書」（リビング・ウイル）です。

これに対して安楽死とは、「苦痛を訴えている患者に同情して致死薬を与えて安らかに死なせる殺人」であり、法律に触れる行為です。前述の東海大学安楽死事件では、横浜地裁が示した４要件中、２要件を満たしていなかったために被告医師は殺人罪で起訴され、有罪になりました。

その４要件とは、次のようなものです。

①患者に耐えがたい苦痛がある。

②患者の死が避けられず、死期が迫っている。

③患者の苦痛の除去・緩和の方法を尽くし、他に代替手段がない。
④生命の短縮を承諾する患者本人の明らかな意思表示がある。

日本尊厳死協会は、設立後すでに四半世紀を経過し、２００２年度末に会員数が10万人を突破しました。

今後も会員数の増加が予想されます。私達は人間らしく、尊厳ある人生を完結するために現在の終末期医療や介護の現場で抱えている深刻な問題を避けて通ることができなくなっています。

（沖縄タイムス　２００３年11月18日朝刊投稿）

尊厳死運動に関わって

定年退職後の生活について考えがまとまらないうちに、介護老人保健施設に併設された診療所医師の仕事をいただき、慌ただしく赴任して以来、早くも2年半が経過した。

この転職を契機に、高齢化社会の深刻な医療と福祉の問題に直面することになった。施行後間もない複雑な介護保険制度の仕組みを理解しようと、介護支援専門員（ケアマネジャー）の資格を取得したのもその頃である。

同じ頃、日本尊厳死協会九州支部理事を引き受けることになった。

外科医として悪性腫瘍、とくに肺癌との関わりが長かった私にとって、終末期医療は避けて通れなかった。私が現在、診療所で実施している高齢者の医療、とくに重度痴呆や寝たきり患者の医療は「きわめて緩やかな終末期医療」そのものであると痛感している。

尊厳死とは、自らの意思を事前に表明した「生前発効の遺言書」といわれるリビング・ウイルに基づいて、回復の見込みがない終末期患者に無意味な延命治療を施さないで苦痛除去のみを行い、尊厳のうちに安らかに迎える死である。

人間としての尊厳を失ってまで、いたずらに死期を引き延ばす措置をすべて断り、尊厳ある人生を全うするという尊厳死運動が起こるのは自然の流れであり、尊厳死の思想は日本の風土に次第に根を下ろしつつある。

医療の進歩と高齢化社会の到来に伴い、人生の最期をどう迎えるかということに関心が高まり、誰でも安楽に死にたいと望むようになり、医師の側もこうした事態を無視できなくなっている。

今まで延命主義一辺倒だった医師の中にも尊厳死を容認する医師が徐々に増えている背景には、このような事情が存在すると思われる。

日本尊厳死協会の会員数は、すでに10万人を超えている。会員の4分の3は65歳以上で、身内の介護を経験する機会が多い女性が3分の2を占めている。

百歳以上の高齢者数は人口比で沖縄県が全国一であるが、その陰に隠れて多数の寝たきり高齢者と重度痴呆の高齢者が存在するという厳しい現実を直視しなければならない。

一方、尊厳死協会九州支部傘下で会員数が最も少ないのが沖縄県であり、尊厳死についての県民の関心は低いと言われてきた。尊厳死協会支部理事としての私に与えられた当面の課題は、県内の会員数を増やしてリビング・ウイルの普及を図ることであると自覚し、マスコミ等にも働きかけて尊厳死の理念を説き、啓発活動を行って県民の理解を求めるなど、地道な運動を細々と続けてきた。

努力の甲斐あって2003年（平成15年）11月に、念願の県内初の公開講演会を開催するまでに漕ぎ着けた。講演は大田満夫・日本尊厳死協会九州支部長（国立病院九州がんセンター名誉院長）と石川清司・国立沖縄病院長に依頼し、当初の予想を大幅に超える三百余名の聴衆の参加があった。

活発な質疑応答で予定時間を超過するなど、盛会裏に終わることができ、主催者の私は安堵した。

この講演会が機縁になって尊厳死に対する県民の理解が深まり、長寿県といわれてきた沖縄で、名実ともに豊かな健康長寿を享受できる日の到来を待ちたいと思う。

（京都大学医学部呼吸器外科教室同門会誌　2004年）

アメリカの「尊厳死の宣言書」

私は最近、米国から一時帰国中の友人が所持している「尊厳死の宣言書」（リビング・ウイル、以下LWと略す）の実物を初めて見る機会があり、国情の違う日本との差をあらためて認識した。米国では各州にLWを守るための法律があり、友人が住むペンシルベニア州も例外ではない。日本のLWと大きく異なるところは、アメリカのLWには「代理人」と「証人」の存在が必須であり、法律によってLWの有効性が保証されている。

LWではまず、終末期または永続的な意識不明状態に陥った場合、いたずらに死期を延ばすだけの延命措置を行わないよう主治医に依頼すると同時に、苦痛の除去を求める。ここまでは、わが国のLWと同じである。

続いて①心臓マッサージ、②人工呼吸、③経管栄養（水分補給を含む）、④輸血、⑤侵襲的検査、⑥腎臓透析、⑦抗生物質について、治療の「禁止」か「実行」をそれぞれの項目ごとに選択することになっている。友人は7項目すべてに「禁止」の指示を出している。

その上、証人2人の立会いのもとに、友人の場合は妻を代理人に指名して、自分の意思を確実に実行するための権限を付与している。万が一、妻が代理人としての役割を果たせないか、躊躇した場合に備えて、一人娘を第2の代理人に指名している。

最後に本人と証人2人が署名してLWの作成が完了するが、ここで法務局の公証人がこのLWの内容を確認して署名を行い、ペンシルベニア州法に守られた正式のLWとして発効することになる。

現行の日本のLWに比べて煩雑に思われるが、家族側と医師側が曖昧な立場で合意した場合のトラブルを避けるための手続きとして、これだけの用意周到さが必要なのであろう。

（リビング・ウイル九州　50号　2007年2月発行）

「終末期医療と緩和ケア」をテーマに沖縄で講演会

日本尊厳死協会九州支部主催の春季公開講演会は、大型連休初日の2008年（平成20年）4月26日に那覇市のパシフィックホテル沖縄の2階ワイケレルームで開かれた。

沖縄での公開講演会は、2003年（平成15年）11月に次いで2回目で、穏やかな天候に恵まれる中、予想を遥かに超える５００人の聴衆が会場を埋め尽くし、廊下まで椅子を並べる大盛況ぶり。沖縄県民の関心の高さをうかがわせる光景だった。

司会役の尊厳死協会「おきなわ」の源河圭一郎会長（著者）は会の冒頭で、沖縄県民の平均寿命の延びに翳りがみえたとはいえ、今なお65歳以上の高齢者の余命が全国一であり、今回のテーマ「終末期医療と緩和ケア」が当面する重要な課題であることを強調して講演会がスタートした。

まず、尊厳死協会九州支部の下見直哉副支部長が登壇し、人間として不可避の「生老病死」から説き起こし、終末期の定義、尊厳死と安楽死の相違を簡潔に述べ、協会が推進しているリビング・ウイルの普及と尊厳死法制化運動の現況に触れた後、協会入会の手続きについて説明した。

次に国立沖縄病院の大湾勤子緩和医療医長が「緩和ケアの現場から——病棟開設後の２年間を振り返って」と題して講演し、緩和ケア病棟には在宅緩和ケアの支援施設としての役割があり、そのために治癒を見込めないがん患者の疼痛緩和、介護で疲労した家族の休養のための援助、亡くなる直前の看取り等を行うと説明した。

したがって在宅医療支援診療所を含む開業医との連携が今後ますます重要になろう。

国立沖縄病院が同県における肺がん診療の拠点施設である関係上、緩和ケア病棟の入院患者の半数は肺がん患者が占めていると述べた。症例の提示では緩和ケアチームと患者・家族との心の交流を通して安らかな最期を看取った症例を報告し、聴衆に多大の感銘を与えた。
今後の課題としてボランティアの受け入れ、緩和医療に関する知識と技術の向上、そして遺族に対するグリーフ（悲嘆）ケアの重要性を挙げた。

続いて国立九州がんセンターの大田満夫名誉院長は、「健やかに生き、安らかに死ぬために」と題して講演し、先ず西行法師の有名な歌「願はくは花の下にて春死なむ　そのきさらぎの望月のころ」を紹介し、終末期に一切の延命措置を断って、願い通りの最期を遂げた彼の生き方こそ、尊厳死そのものであると讃えて聴衆の心をつかんだ。

次に核家族化と高齢化社会をもたらした戦後日本の社会変化を背景に在宅死が激減し、在院死が圧倒的多数を占める現状を紹介した。日本人の死因のトップである悪性新生物（がん）の最大の発生原因は喫煙であると説き、肺がんに限らず、多くのがんの予防における禁煙の重要性を強調した後、がん治療の現状を説明した。

がん終末期の疼痛対策はＷＨＯ方式によって確立され、今では疼痛コントロール不良例の大部分は主治医の怠慢であるといっても過言ではなく、さらに大病院における終末期の過剰輸液を批判した。

最後に２００８年４月１日施行の後期高齢者医療制度の診療報酬の中に終末期相談支援料が設定されたことに疑問を呈し、終末期医療は後期高齢者のみを対象とすべきではないと述べたが、著者も同感である。

質疑応答では認知症と尊厳死、緩和ケア病棟での喫煙など、身近な問題が話題になった。

（リビング・ウイル九州　54号　２００８年６月発行）

終末期医療をめぐる最近の話題

２００８年（平成20年）２月に日本医師会第X次生命倫理懇話会は「終末期医療に関するガイドライン」の最終答申を取りまとめました。厚生労働省のガイドラインや日本救急医学会の指針など、最近数か月間に限っても終末期医療に関する幾つかの提言がありました。

このような動きの背後には、全国各地で終末期医療に関するさまざまな事件や議論が沸き起こって、国民の関心が非常に高まり、医療現場の混乱に何らかの対策を立てなければならないという深刻な状況があります。

戦後の日本社会では、家族主義の退潮に伴って核家族化が急速に進み、家庭内で肉親の死を看取ることが困難となり、病院死が80％を超えるようになりました。

ここに至って高齢者の終末期医療をターゲットとした医療保険の改定が矢継ぎ早に打ち出されてきました。

先ず２００８年（平成20年）４月の診療報酬・介護報酬改定で「在宅療養支援診療料」が設定されました。すなわち、「在宅ターミナルケア加算」として死亡14日以内に2回以上往診すれば２０００点、これに加えて死亡24時間以内に訪問して看取れば１００００点という高点数が新たに設けられました。

更に２００８年4月施行の「後期高齢者医療制度」では「終末期相談支援料」として、患者の同意の下に医師・看護師が患者・家族らとともに終末期の治療方針を話し合い、文書にして提供すれば、患者1人1回に限り２００点が設定されました。

これらの措置により今後、「在宅での看取り」や「終末期延命治療の見直し」が加速されるか否か、大きな関心が寄せられています。

在宅療養支援診療所が行う「在宅ターミナルケア」を推進するためには、今後、患者の病状の急変時や家族の介護負担を一時的に引き受け、短期入院が可能な既存の病院、とくに緩和ケア病棟との病診連携がますます重要になってくると思います。これは、介護保険における短期入所療養介護に相当するものと理解しています。

緩和ケアの概念も大きく変化しています。

従来の考えですと、がんの末期に苦痛除去のために行われるケアを意味していましたが、現在では「がんの診断」と同時に緩和ケアが始まり、病気の進行につれて緩和ケアの比重が次第に大きくなると考えられるようになりました。

緩和ケアの内容も多岐にわたり、疼痛などの身体的苦痛を除去するだけでなく、精神的苦痛、社会的苦痛、霊的苦痛を一括した全人的苦痛（トータルペイン）にも対処するようになっています。

「終末期」とは何か、ここであらためて考えたいと思います。

日本医師会の「終末期医療ガイドライン」（２００７年）によると、終末期とは「最善の医療を尽くしても病状が進行性に悪化することを食い止められずに死期を迎えると判断される時期」と定義し、これとは別に狭義の終末期として「臨死の状態で死期が迫っている時期」（臨死期）を定義しています。

健やかに生きて、安らかに死を迎えるという「尊厳死」の思想が国民の中で今、静かな広がりをみせています。

終末期において意味のない延命治療を中止し、痛みの除去など十分な緩和ケアを受け、人間としての尊厳を保ちつつ自然な状態で迎える「尊厳死」の普及を目指して、国民の合意形成に向けた粘り強い地道な運動が日本尊厳死協会を中心に展開されています。医師が延命治療を中止できるのは、患者自身の意思表示が何よりも重視され、しかも家族がこれを拒否しないときに限られています。

世間では「安楽死」と「尊厳死」が混同されて使われることがよくあります。「安楽死」は苦痛を訴えている患者に第三者が同情して薬物を与えることによって安らかに死なせる「殺人」であり、意味のない延命治療を中止して自然な状態で迎える「尊厳死」とは明らかに違います。日本でこのような安楽死を実行すれば、殺人罪で刑事訴追の対象となります。

また「脳死」と「植物状態」という言葉に関しても、誤って使われていることがしばしば見受けられます。

「脳死」とは大脳皮質・脳幹ともに機能が失われた臨死状態で、「狭義の終末期」に相当します。これに対して「植物状態」とは大脳皮質の機能は失われていますが脳幹の機能は保たれ、栄養補給、感染症予防などの医学的全身管理を行えば長期生存も可能で、終末期ではないとの見方があります。ただし、ほとんど回復の見込みがない長期間持続する遷延性植物状態の場合、延命治療の中止時期に関して議論が分かれています。

「終末期医療」を考える際にしばしば議論の対象になるもう一つの疾患に、筋萎縮性側索硬化症（ＡＬＳ）があります。呼吸困難のために人工呼吸器が装着されていても長期生存が可能で、終末期に該当しないとされることが多く、この疾患の延命治療中止は刑事訴追される可能性があります。

ただし、呼吸器を装着しなければ生存できない状態は終末期であるとする見解もあり、ここでも議論が分かれて決着がついていません。

高齢社会を迎えている沖縄県でも、終末期医療の問題は避けて通れません。これを機会に終末期の延命措置の中止について県医師会々員諸氏の御理解が深まれば望外の喜びです。

（沖縄県医師会報　２００８年６月号）

後期高齢者医療制度について

（沖縄県医師会とマスコミとの懇談会での源河圭一郎の発言内容）

実は終末期医療に就いてちょうど、私の真向かいにお座りの高良記者の取材を、先日受けたばかりです（琉球新報朝刊２００８年5月11日掲載）。その時にも申し上げたのですが、今回改定の後期高齢者医療制度の中で、先程から話題になっている「後期高齢者診療料」（600点）と並んで問題になっているのが「後期高齢者終末期相談支援料」（200点）なんですね。

終末期を迎える人の中には50歳、60歳、あるいはもっと若い人達もいるのに、なぜ75歳以上の方に対してだけ終末期相談支援料を設定したのか、まずこの点の納得がいかないという意見が多く出ています。

この「終末期相談支援料」というのは、医師・看護師と患者本人、或いは家族が「終末期になったらこういう医療をお願いします」ということを話し合って相談し、同意して文書にしたら、2000円が医療機関に入るという制度です。この場合、終末期になって初めて相談をして、果たして患者さんが自分の本当の気持ちを言えるのかどうか、大いに疑問があります。「きっと家族に迷惑をかけるから、もう何もしないでほしい」という患者さんもいると思います。

このようなリビング・ウイル（生前発効の遺書）は、心身ともに健全な状態の時に表明すべきであると考えます。なぜなら、このリビング・ウイルは状況に応じて常に変化するものです。健康な時はもっと長生きしたいと思うし、病気になると家族にも迷惑をかけ、介護負担もかかるから早く人生を終わりたいと思う人だっておられます。

私は尊厳死運動に関心をもっている者の一人として、その観点から申し上げますと、「尊厳死の宣言書」（リビング・ウイル）を持っている方が全国的に次第に増えていますが、彼等は尊厳死を1回宣言したら、その効力が一生涯持続するのではなく、1年に1度くらい、見直すことになっています。心身の状態で人の意思は変わりますので、それを終末期になって相談しても本当の気持ちを表明できるかどうかという問題があります。

日本尊厳死協会では後期高齢者終末期相談支援料の導入によって、リビング・ウイル普及の追い風になることは評価できるとしていますが、その運用面では慎重な配慮が必要であるとして、舛添厚生労働大臣に要望書を提出しています。

また75歳以上に限って終末期相談支援料を設定した点について、これは「医療費削減のために高齢者は早く死ね」という制度ではないかという批判が国民の間から出ています。

このような医療現場の混乱を見て慌てた厚生労働省は、その後、後期高齢者終末期相談支援料の算定に当たっては、患者の気持を尊重して意思の決定を迫ってはならず、患者の希望が確認できない場合は「不明」、「未定」等とすることで差し支えないと言っています。

しかし終末期相談支援料の設定が、終末期の高齢の患者さんを「早くあの世に逝かせることを強制することになるのではないか」という懸念を拭い去ることができません。

関連して申し上げますが、厚生労働省は在宅でのターミナルケアや在宅での看取りを誘導しています。２００８年（平成20年）４月1日に改定された診療報酬点数によると、「在宅患者訪問診療料」の中で在宅ターミナルケア加算として、死亡日前14日以内に2回以上の往診または訪問診療を実施した場合は２０００点、さらに死亡前24時間以内に訪問して当該患者を看取った（死亡診断を行った）場合は１００００点という非常に高い点数が設定されました。これによって今後、在宅で終末期を迎える患者さんが増えるかどうか、よくわかりませんが注目したいと思います。

繰り返し申し上げますが、終末期を迎えるのは後期高齢者に限らず、どの年齢にも起こり得ることで、命の重みに老若の差はないはずです。後期高齢者の医療費がかさむからといって、後期高齢者だけに終末期の延命治療の中止、不開始を押し付ける危険性がある今回の終末期相談支援料は、高齢者の気持ちを無視したものであると言わざるを得ず、大多数の国民の同意が得られないのは当たり前であると私は思います。

（沖縄県医師会報　２００８年８月号）

沖縄県医師会主催の尊厳死懇談会

「尊厳死について考える県民との懇談会」（沖縄県医師会主催）が２００９年（平成21年）10月４日、沖縄県医師会館で開かれた。尊厳死に対する県民の関心の高さをうかがわせるように、予想を大きく上回る４００人近い参加者があり、会場に入りきれない聴衆のために別室にもモニターを設けるなど、対応に追われた。翌日の地元紙には「望ましい最期を求めて県民と医療人が対話」という大見出しの記事も掲載された。

会は「医師会主催の懇談会で異例とも思われる『死』の問題を採り上げたことについて、大きな期待と不安を抱いている」との司会者（県医師会理事）の発言で始まった。４人の講師がそれぞれの立場から次のような内容を聴衆に語りかけた。

尊厳死協会「おきなわ」の源河圭一郎会長（著者）は、「なぜ今、死のあり方が問題か」を念頭において、不治・末期の状態で行われる延命措置が尊厳ある生を冒す事態がしばしば見られる現実を指摘し、人間らしく安らかな死を遂げるためにリビング・ウイルを普及させることの重要性を説明した。

国立沖縄病院の石川清司院長は、緩和ケア病棟では死亡確認は死亡時間ではなく家族が揃った時点で行い、人の死は一般病棟で片手間に扱われるべきではないと述べた。さらに、少子高齢化や核家族化が原因と思われる「孤独死」が緩和ケア病棟でもみられることを明らかにした。

弁護士の永吉盛元氏は、尊厳死運動の背景には、終末期医療の現状に対する拒否反応という側面があるのではないかという問題提起を行った。法律家の立場からインフォームド・コンセント（説明と同意）を前提とし、自己決定権を行使して作成するリビング・ウイルの大切さを述べた。

「かじまやークリニック」の山里将進医師は、終末期に過剰な延命措置が行われる病院死によって人間としての尊厳が損なわれるという事例が増えているので、今後は限られた社会資本を有効に活用し、在宅での穏やかな看取りを進めるべきであると強調した。

質疑応答では、「教育の現場で命の大切さを教える必要がある」「医療側と一般市民との間で更に話し合う機会を持ちたい」などの意見が出され、会場は最後まで熱気に包まれた。

（リビング・ウイル九州　60号　２００９年12月発行）

なぜ今、死のあり方が問題か
（医師会主催の尊厳死懇談会での源河圭一郎の発言内容）

従来の医学は延命を図ることに重点が置かれ、死の問題を避けてきたようにみえる。人間の命は有限で、いかに医学・医療が進歩しても不治・末期の状態は厳存しており、そこでは積極的治療がむしろ不適切と考えられ、延命措置が尊厳ある生を冒す事態がしばしばみられるようになった。

かつては80％を超えていた在宅死が今では15％にまで激減し、代わりに病院死が約90％となっている。このことは手厚い医療が受けられている証拠である反面、無意味な延命措置の頻度も高いと推定されている。

尊厳死とは

高齢社会では健やかに生きることが最大の課題であるが、その一方で不治・末期の回復不能の状態では、自分の死に様を自分で選ぶ「尊厳死」に世間の関心が高まっている。尊厳死とは、そのような状態になった場合、人間らしい安らかな死を遂げるために延命措置を拒否する死のあり方で、自然死と同義である。

日本尊厳死協会では、本人の意思に基づいて延命措置を拒否するリビング・ウイル（尊厳死の宣言書）の普及を目指しているが、その骨子は次の通りである。

①病気が不治・末期で死期が迫っている場合、いたずらに死期を延ばすだけの一切の延命措置を拒否したい。

②但し苦痛を和らげる措置は最大限実施を希望する。

安楽死との相違

安楽死とは注射・毒物投与などの積極的方法で死期を早めるもので、自然の摂理の経過に任せる尊厳死とは根本的に異なる。

日本尊厳死協会は安楽死には反対の立場をとっており、日本には安楽死を容認、推進する団体はなく、その素地もない。

尊厳死法制化を目指して

医療現場では、患者や家族はリビング・ウイルを主治医に提示して尊厳死への協力を求めることになるが、死亡会員遺族に対して行った調査では、95％以上の方が主治医から何らかの協力が得られたと答えている。

しかし終末期の定義が曖昧で、延命措置の中止に関して法的根拠がないために、主治医側が躊躇したり、実施に踏み切れず、患者側と主治医の双方が悩む場合も少なくない。

そのために日本尊厳死協会は２００５年に尊厳死法制化の請願書を国会に提出し、２００７年に日本医師会は、「終末期医療ガイドライン」を発表した。しかしガイドラインだけでは規制力がなく、延命措置の中止によって担当医師が民事あるいは刑事上の責任を問われないように尊厳死の法制化が必要である。

在宅および福祉施設における看取り

高齢者は一般に住み慣れた地域や自宅で最期を迎えたいとの希望を持っており、福祉施設に長く住んでいる利用者が、そこで最期を迎えたいと希望することも多い。

この現実を踏まえて、２００５年の介護保険制度の見直しでは、福祉施設および訪問介護において看取り介護加算が認められた。

在宅や福祉施設での死では、一般に濃厚な延命治療は行われないことが多く、在宅死や福祉施設での看取りが普及すれば尊厳死の実現に近づくと予想されている。

尊厳死に対する反対論

反対する議論には、まず安楽死との混同がある。また、不治・末期になれば、すべての例に治療中止を迫るであろうとの誤解がある。本人意思が不明の場合は従前通りに延命治療を続けるのは当然である。

特に障害者団体が強く反対しているが、本人の意思がない場合に延命措置を中止することはあり得ず、この反対は杞憂に過ぎないと考えている。

日本尊厳死協会について

日本尊厳死協会は１９７６年に発足したが、昭和天皇の濃厚な延命治療、ライシャワー元駐日アメリカ大使の尊厳死、東海大学安楽死事件、そして２００６年の射水市民病院事件など、世間の関心を集めるごとに会員数は増加し、現在会員は12万名を超え、全国に９支部を置いている。会員数の増加と共にリビング・ウイルの普及に取り組み、尊厳死法制化の実現を目指して活動している。

おわりに

尊厳死運動は自己決定権を行使して「健やかに生き、安らかに死ぬ権利を自分自身の手で守る」ための一種の人権運動であると理解している。「安らかな死」は、高齢社会のキーワードであることを強調したい。

（沖縄県医師会報　２００９年12月号）

介護老人保健施設の変質

介護保険制度施行以来、早くも10年が経過した。見切り発車でスタートした介護保険であるが、度々の見直しにもかかわらず、この10年間の社会情勢や家族構成の変化はめまぐるしく、介護保険をめぐる問題は山積している。

最近、総務省が発表した２００９年人口統計によると、死亡者数が出生者数を超えてすでに人口減少時代に突入している日本の総人口は１億２７５１万人で、前年より18万３０００人の人口が減少した。総人口に占める65歳以上の割合は22・３％、同じく14歳以下は13・３％で、少子高齢化も確実に進んでいる。

戦後日本の社会変化として家族主義の退潮と核家族化が進んだ結果、在宅死亡が激減してわずかに10％程度であるのに対して、病院死が80％以上を占めるようになっている。

現在の年間死亡者数はほぼ１００万人であるが、高齢化の進行により５年後の２０１５年には現在の１・６倍の１６０万人に達し、高齢者多死時代へ入ると予想される。

このような局面を迎えるにあたって厚生労働省は診療報酬を改定して在宅死を増やそうと誘

導しているが、前途多難である。その要因には、介護してくれる家族の負担増加、急変時対応の不安、往診医師の不足、大きな経済的負担、居住環境不整備の問題、訪問看護（介護）体制の不整備、24時間相談に乗ってくれる所がない、などがあり、在宅死は望んでも実現しない「贅沢」になりつつある。

独居や老夫婦二人きりの所帯が日本の全所帯数の半数近くを占めている現在、高齢者の終の棲家（すみか）をどこに求めたらよいかという住宅問題が今後ますます深刻化し、世人の関心を集めている。

このような社会を映し出すかのように、先日の日経新聞歌壇に、

それぞれに　終の住処におさまりし　友みな勝者に見ゆる春なり（宇治　福井記久子）

という短歌が私の目を引いた。

選者の岡井隆氏の講評に、「終の住処に収まるのが勝者。現代的住居事情や高齢化を背景にした春」とあった。

介護保険には3種の施設として特別養護老人ホーム（特養）、介護老人保健施設（老健）、介護療養型医療施設があるが、低料金で入所できる特養の空きを待つ人々は42万人に達し、宝くじに当たるよりも入所の可能性は低いと揶揄されている現実がある。

老健は病院と家庭の「中間施設」として位置づけられ、在宅復帰までの3か月間を過ごす場

所として開設された。しかし、現在の老健は入所者の高齢化、医療依存度および介護度の上昇によって3か月入所ルールが崩壊し、長期入所者が大半を占めるようになり、「特養待機場所」の様相を呈している。長期にわたる介護の延長線上に死の看取りがあるので、今後は老健で最期を迎える入所者数が増加すると思われる。

現在、圧倒的に多い病院死についてみると、大学病院や総合病院では終末期になっても無意味にも思われる延命治療が積極的に続けられることが多く、そのために人間としての尊厳が冒されている場面に出くわす事がしばしばみられる。

例えば、輸液一つをとってみても、緩和ケア病棟では末梢静脈から約500㎖の輸液であるのに対して、大学病院では3倍の1500㎖以上の輸液が中心栄養静脈から行われている。終末期の大量の輸液は呼吸・循環器に多大の負担をかけ、かえって患者を苦しめるだけである。死亡時の全身の浮腫、とくに顔面の異常なむくみは、大病院で看取られた遺体に多くみられる。

（2010年記述）

高齢社会雑感

厚生労働省の統計によると、30年前の日本の百歳以上人口は600人に過ぎなかったが、その80%が矍鑠（かくしゃく）たる元気な高齢者だった。ところが現在の百歳以上人口は著しく増加して6万人を超えそうな勢いであるが、その80%が要介護の虚弱高齢者といわれている。

医学・医療の進歩は確かに平均寿命の延長をもたらしたが、寝たきりの高齢者を増やすという皮肉な結果を招いている。

現代にふさわしい長寿とは、平均寿命の長さではなく、心身ともに健康で日常生活が制限されない期間の長さ、すなわち健康寿命の長さである。寝たきり高齢者の増加に伴って、日本の終末期医療・介護施設の現場では、人間の尊厳を脅かしかねない様々な課題に直面している。

例えば、不治かつ末期の高齢者に対する胃瘻などの経管栄養がある。全くものも言えず、関節も拘縮して寝返りすら打てず、胃瘻を外さないように拘束されている高齢の認知症患者をみると、倫理面での適否について考えざるを得ない。

さらに、最近では、終末期高齢者や認知症患者に対する多剤併用に伴う薬物相互作用や副作用などのリスクが深刻になっている。

ところで、欧米の老人介護施設には寝たきり高齢者も胃瘻の利用者もいないといわれている。その理由は、終末期の高齢者が口から食べられなくなるのは当たり前で、胃瘻や点滴などの人工栄養で延命を図ることは非倫理的であるとの認識があるからである。そのようなことを実施すれば、老人虐待に当たると考えられており、多くの高齢者は、寝たきりになる前に亡くなっている。

超高齢社会を迎えた今、日本尊厳死協会のますます幅広い活動が期待されている。先日、知人から送られた「合同歌集25集」（ＮＨＫ出版）の中に「この医師は　免許ありやと疑えり　尊厳死協会を　知らぬというに」という短歌を見つけ、驚くとともに会員数の減少が気になった。

呼吸器外科医から転身して介護老人保健施設に勤務を始めて以来、早くも6年目に入り、今後の高齢社会の行く末について考えさせられる毎日が続いている。

（日本尊厳死協会九州支部年報　２０１５年）

なぜ今、死のあり方が問題か
健やかに生きて、安らかに最期を迎える

厚生労働省の統計によりますと、現在の百歳以上（百寿者）の人口は著しく増加して6万人を超えましたが、その80％が要介護の虚弱高齢者といわれています。医学の発達は寿命の延長をもたらしましたが、寝たきりの高齢者も増やすという皮肉な結果を招いています。

高齢社会では健やかに生きることが最大の課題ですが、その一方で疾病による不治・末期の回復不能の状態、あるいは老衰を迎えて死期を引き延ばすだけの延命措置を拒否する方向に世間の関心が寄せられています。自分の死にざまを自分で選ぶ平穏死・尊厳死・自然死などが、これに該当します。

高齢者は一般に、住み慣れた地域や自宅で人生を終わりたいと望んでいますが、その願いが叶えられない現実があります。以前は80％を超えていた在宅死が今では15％にまで激減し、代わりに病院死が90％となっています。このことは手厚い医療を受けられている証拠である半面、無意味で過剰な延命措置の頻度も高いと推定されています。

その背景には高齢化社会および核家族化の著しい進行に伴って、家庭復帰がますます困難になったという事情があります。そのために、高齢者介護・福祉施設の利用者が、そこで最期を

迎えたいと希望することが多くなっています。在宅死や高齢者施設での看取りが普及すれば、濃厚な延命治療が行われないことが多く、人間としての尊厳を保ちつつ、自然で静かな最期を迎えるという尊厳死などに近づくと予想されます。

日本尊厳死協会では、本人の意思に基づいて延命措置を拒否するリビング・ウイル（尊厳死の宣言書）の普及を目指していますが、その内容は次の通りです。

①私の傷病が現代医学では不治の状態で死が迫っている場合、単に死期を引き延ばすだけの延命措置はお断りいたします。
②ただしこの場合、苦痛を和らげるためには、十分な緩和医療を行ってください。
③回復不能な持続的植物状態に陥った時は、生命維持措置を取りやめてください。

（琉球新報　２０１６年２月23日投稿）

「看取りの場」としての介護施設

本来、介護老人保健施設（老健）は「医療の場」と「生活の場」を結ぶ「家庭復帰施設（通過施設）」として開設されたが、今では利用者の入所期間が長期化し、通過施設あるいは中間施設としての役割が破綻し、新たに「看取りの場」としての役割が追加されている。

その背景には、老健入所者の高齢化、医療および介護度の上昇に伴って、地域の介護体制が追いつけず、家庭復帰がますます困難になったという事情がある。その結果、老健は行き場を失った入所者の「終の棲家」としての性格を帯びるようになった。

高齢者は一般に住み慣れた地域や自宅で人生を終わりたいと望んでいるが、その願いが叶わない場合は、長く住んでいる介護施設で最期を迎えたいと希望することが多い。

在宅死や介護施設での看取りが普及すれば、病院で行われがちな単に死期を引き延ばすだけの濃厚な延命措置が行われなくなり、人間としての尊厳を保ちつつ、最期を迎えるという平穏死、自然死、尊厳死に近づくと予想される。

寿命には限りがあり、やがて老衰を迎えて寝たきりになり、その末に死が訪れることは避けられない。

現在、日本の介護施設では多くの寝たきり高齢者が胃瘻などの経管栄養を続けながら入居している。全くものも言えず、関節も固まって寝返りすら打てず、胃瘻を通して人工的水分・栄養補給を続けている高齢の認知症患者を目の前にすると、これが果たして人間の尊厳に値するのかと考え直さざるを得ない。

欧米の老人介護施設には、寝たきり高齢者も胃瘻の患者もいないという。終末期を迎えた高齢者が口から食べられなくなるのは当たり前で、胃瘻や点滴などの人工栄養で延命を図ることは非倫理的であると認識し、そのようなことを実施すれば、老人虐待と考える。多くの高齢者は、寝たきりになる前に亡くなっている。

医学の進歩は確かに平均寿命の延長をもたらしたが、寝たきりの高齢者を増やすという皮肉な結果を招いている。百歳を超える高齢者は今なお、沖縄県は単位人口当たり全国最多で、長命ではあるが健康でない期間も長いという現実がある。

高齢社会にふさわしい長寿とは、平均寿命の長さではなく、心身ともに健康で日常生活が制限されない期間の長さ、すなわち健康寿命の長さであるはずではないか。

介護施設での看取りを円滑に進めるための今後の課題として、リビング・ウイル（尊厳死の宣言書）の普及、介護職員の不安解消・負担軽減およびターミナル教育、個室の整備などが挙げられる。

（第７回沖縄県医師会県民健康フォーラム　２０１６年２月27日）

［ラジオ番組］ＲＢＣ月曜フォーラム

「終末期医療のあり方を考える」

２００７年１月15日午後７時00分〜午後８時30分

〈**ゲスト**〉源河圭一郎（日本尊厳死協会「おきなわ」代表）

〈**出演**〉寺崎　英幸（北日本放送株式会社　報道制作部記者）

稲垣　純一（ＲＢＣ番組キャスター・学校法人ＫＢＣ学園校長）

富原　志乃（ＲＢＣラジオパーソナリティ）

〈**企画**〉真壁　貴子（ＲＢＣディレクター）

人生の最期にどう向き合うか

稲垣　皆さん今晩は。稲垣純一です。

富原　今晩は。富原志乃です。この番組では暮らしの周りの身近な話題から社会問題まで幅広く、自由に討論を重ねていきます。

稲垣　今日は重いテーマということになりますが、終末期医療について皆で考えてみたいと思います。現代の日本では病院で最期を迎える方がほとんどです。最近ではすごく医療機器が発達し、通常は患者さんが最期を迎える瞬間まで、お医者さんは医療機器を駆使して、一生懸命治療を尽くして下さるのですが、その一方では脳死と判定されて医療効果がこれ以上望めない、器械で心臓が動いているというときに、そのまま器械を動かし続けるのがいいのか、それとも逆に何もしないでほしいのかどうか、意思を明らかにする人も増えてきているようです。

富原　そこで今日は「終末期医療のあり方を考える」というテーマでお送りします。あなたは自分の最期をどう迎えますか。あるいは、あなたの家族の最期の場面に立ち会った時、あなたは延命治療に対してどう思うのでしょうか。今夜の放送では自分らしい自然な最期とは何かを考えていきます。

稲垣　これはかなりの難問題ですが、誰でも生涯に一度は迎える瞬間ですね。年に一度くらい終末期医療について考えるのも悪くないと思ってこの問題を取り上げました。

今日のテーマ「終末期医療のあり方を考える」について、皆様からのご意見をお電話、ファックス、メールいずれでも結構ですから、ご意見を聞かせていただけるとありがたいと思います。ＲＢＣスカイスタジオから生放送でお送りしています。

岐阜県立多治見病院の場合

富原　今夜、このテーマを選んだきっかけは先週の月曜日（２００７年１月８日）に流れたこんなニュースでした。岐阜県多治見市の県立多治見病院の倫理委員会が、患者側の要請で人工呼吸器による延命治療の中止を認める結論を出していたことが判りました。しかし、同病院の開設者である岐阜県当局の判断で延命治療の中止は見送られ、患者は人工呼吸器をつけたまま死亡しました。

この問題を取材した北日本放送報道部の寺崎記者にお話を伺います。

寺崎　この患者さんは多治見市内の高齢者福祉施設に入所していたのですが、食事をしている時にロールキャベツの肉片が喉に詰まって呼吸ができなくなったので、多治見病院に救急搬送されました。心肺停止状態で運ばれたのですけれども、救急室で医師が直ちに蘇生処置を行って、心拍が再開しました。しかし自発呼吸がなく、人工呼吸器を取り付けました。

この時点で人工呼吸器を装着しなければ、この患者さんは亡くなっていたと考えられます。搬送されて病院に到着するまでの間に心肺停止状態となり、脳死状態になったのです。

この患者さんには「無駄な延命治療をしてほしくない」という生前の意思表示（リビング・ウイル）があり、その後の倫理委員会の決定もあったので、担当医はこのまま患者の意思に沿って延命治療を中止し、患者の希望を叶えてあげたいとの考えを持っていました。

しかし同病院の院長の判断は「現在の法律では延命措置中止の行為が罪に問われる可能性も否定できない」というもので、この考えにも納得できるものがありました。病院の開設者である岐阜県当局も同じ考えで、「国の終末期医療指針が定まっていないのに、県独自の判断で延命措置の中止を行うことはできない、時期尚早である」との判断をしました。

これを受けて担当医は「延命措置の中止をしない」という方針にやむを得ず納得したそうです。

富原　今回のケースでは患者さん本人が今から10年前に「回復の見込みがない場合には延命措置をしないでほしい」ということを書面に直筆で残していらっしゃいました。毎年お正月に家族が集まった時は、この話題が出ていたのですが、いざその場面になると、家族には相当の苦悩があったようですね。

寺崎　医師に「この延命措置を中止すると、数分から数十分で患者さんは亡くなりますよ」と言われた息子さんは、自分で判断できず、母親に相談しました。母親は「お父さんの言う通りにしてあげて」と答えたそうです。そのやり取りでお子さんも心の整理がついたそうで、お医者さんに「父親の意思の通りにしてあげて下さい」と返事したそうです。

富原　患者本人が「延命措置をしないでほしい」という意思を表明していたのですが、やはり家族としては苦渋の判断ということになったそうです。その時の医師の立場もお聞きしたいと思います。

寺崎　患者さんを担当した医師と院長に話を聞いたのですが、興味深い事をおっしゃっていました。その内容は、「医師は患者の命を救うために存在するのだが、患者の命が終わる時にお手伝いするのも医師の大きな役目である。それは患者の死期を早めるということではなくて、家族に納得してもらえるように最期の場面を作ることも医師の大きな仕事である。

これを実現するには、充分に医療を尽くしたということが前提になるし、患者・家族との信頼関係が築かれていないと出来ない。本人の言う通りにしてあげて下さいとか、もうこれで充分ですと家族が申し入れるということは、自分たち医師がどういう仕事をしてきたのかということに表れる」と話していました。

富原　ただいまのお話は北日本放送報道部の寺崎記者でした。

これはかなり印象的な発言でした。

終末期医療と日本尊厳死協会

稲垣　なるほど、これはとても難しい問題ですね。ご本人が自分はそういうことを望む、望まないは本人の自由意思だから一人ひとり、考え方が異なると思いますが、医師の立場からどこまで受け入れるべきか、受け入れるべきでないか、これはお医者さんだけでなく、皆で考えなくてはいけない問題かもしれません。

それでは今日のゲスト・コメンテーターをご紹介いたしましょう。スタジオにお出でいただいているのは前・国立沖縄病院の院長先生、ご専門は胸部外科の源河圭一郎さんです。こんばんは。

源河　こんばんは。

富原　宜しくお願いします。

稲垣　ようこそお出で下さいました。源河さんはどういったご経歴で、終末期医療について活動なさっているのか教えていただきたいのですが……。

源河　私は昭和36年に京都大学医学部を卒業後、同大学付属の胸部疾患研究所外科（当時の結核研究所外科療法部）に進み、呼吸器外科を専攻しました。

昭和42年に沖縄に帰ってきて、琉球政府立那覇病院に採用された後、昭和47年5月の日本復帰の実現と共に、政府立那覇病院閉鎖と同時に開設された琉球大学保健学部（医学部の前身）に移り、そこで8年間勤務した後、国立沖縄病院に20年間勤めて定年退職しました。

私は今までずっと胸部外科、中でも呼吸器外科、とくに肺癌の診療を専門にしてきました。沖縄県は全国的にも肺癌の多発地域として知られています。

稲垣　そうですか。源河さんが学生の時は未だ肺結核が多かった時代かもしれませんね。

源河　その通りです。

稲垣　その後、結核がどんどん少なくなって、その代わり肺癌の割合が非常に増えてきたのですね。

源河　そうです。癌にもいろいろありますが、肺癌はあらゆる癌の中で、最も治りにくい癌の一つです。治療後5年間再発がなければ治癒と判断されますが、5年間生存可能な方（5年生存率）は3割前後で、医学・医療の進歩にもかかわらず、肺癌は未だ治癒困難な病気の中に入っています。

稲垣　なるほど。他の臓器の癌が肺に転移するケースもありますね。

源河　肺は他臓器癌から転移を起こしやすい標的臓器の一つです。消化器癌、骨の癌、婦人科領域の癌など、いろいろな部位の癌も進行すれば肺に転移を起こすことが多いのです。

稲垣　そうしますと、最終的に肺の癌からくる症状で最期を迎える方が多いということになりますね。そういった患者さんをたくさん診てこられ、また看取ってこられた先生は今、尊厳死や終末期医療に関して活動なさっているわけですね。

源河　私は今もお話ししました通り、肺癌の患者さんを沢山診てきました。肺癌の終末期を迎える患者さんと身近に接していますと、終末期医療について自分なりにいろいろ考えざるを得ないことがしばしばありました。

国立沖縄病院を退職した後、日本尊厳死協会九州支部「おきなわ」の二代目代表を引き受けました。

稲垣　これは全国組織ですか。

源河　はい。本部は東京にあり、北海道から九州支部まで全国に9支部を置き、沖縄県は九州支部に所属しています。

尊厳死とは何か

稲垣　そもそも尊厳死とはどういうものか、教えて下さい。

源河　簡単に申し上げますと、尊厳死とは「患者さんが不治かつ末期になった時、自分の意思で延命治療をやめてもらい、安らかに人間らしい死を遂げること」です。つまり、病気のためにあらゆる手段を尽くしても回復不能の終末期になった時、無意味な延命治療を行わずに安らかな死を迎えることが尊厳死であると言って差し支えないと思います。

稲垣　そうしますと患者さんご本人にとっては、もう器械を外したら自分は命がない状態で命を永らえることはしたくないという意思があるということですね。

源河　そうです。

稲垣　その時点でそういう意思を最終的に確認することは難しいのではないですか。

源河　医学的根拠があって初めて、不治で終末期であるという判断がなされます。あらゆる治療を施しても死期を先へ引き延ばすだけで、回復不可能な状態を医学的に的確に判断した場合に限って尊厳死は存在すると考えて下さい。

稲垣　それはやはり患者さん本人が苦痛を感じているので、その苦痛に耐える時間を短くしたいというのが最大の理由になりましょうか。

源河　最後まで人間らしく生きて、苦痛に喘ぐような最期を迎えるのではなくて、安らかな死を迎えたいということです。

終末期に至るまで苦痛に喘ぐというのは人間の尊厳を保つという観点から望ましくないと考えます。今では痛みに対する治療は非常に進み、終末期になっても痛みを殆んど感じないようにすることができます。

あらゆる治療手段を尽くしても回復不可能な終末期に、例えば人工呼吸器や心臓マッサージなどの延命治療を行っても、いたずらに臨終の時期を先延ばしするだけであるという事態が医学・医療の進歩と共に目立つようになりました。尊厳死の概念が次第に世の中の人々の関心を引くようになった背景には、このような事情があります。

これも時代の自然の流れではないかと思います。

稲垣　志乃さん、何が自然の死なのか、治療を全然しないのが自然の死であれば、病院は要らないということになりますが、それは困ります。できるだけ長生きしたいし、病気や怪我は治したい。

ところが、あるところまで行くと、これ以上、現在の高度な医療を受けることが却って、不自然ではないか、あまりにも人間的でないのではないかという感覚が生まれてくるのですね。源河先生、自分は尊厳死を望みますということになった場合、何らかの形で前もって書類を作って残しているのですか。

尊厳死の宣言書（リビング・ウイル）

源河　はい。その書類が「尊厳死の宣言書」で、リビング・ウイルとも呼ばれ、生前に発効する遺書ということになります。

その内容は「私の傷病が、現在の医学では不治の状態であり、すでに死期が迫っていると診断された場合には、いたずらに死期を引き延ばすための延命措置は一切お断りいたします」というもので、これが「尊厳死の宣言書」（リビング・ウイル）の中心の文言です。

確かに医学の進歩とともに寿命はどんどん延びてきましたが、人間の寿命は有限ですから、人はいずれ死を迎えます。

遠くギリシャ時代から医者の仕事とは人間の寿命を延ばす、あるいは人間の病気を治すことに全力を注いできましたが、いくら頑張っても、いくら最新の医療を行っても寿命は限られていますので、医者の役割は単に病気を治せばよいというのではなく、安らかな最期を迎えるためのお手伝いをすることも医者の役目であるという時代になってきたのです。

尊厳死法制化の必要性

稲垣　ところで先程紹介されました岐阜県の病院のニュースをお聞きになって、源河先生はどのような感想を持たれましたか。

源河　私は多治見病院の倫理委員会が患者さんと家族の人工呼吸器を外してほしいという希望を認めたことを高く評価したいと思います。

しかし、残念ながら日本の現状では、「回復の見込みがない終末期だから医師が延命措置を中断してよい」という法律はないのです。

稲垣　そうですか。いくらご本人が事前に書類を作っておいても、あるいは立ち会っている家族が皆、「お父さんの意思の通りにしてあげて下さい」という意見に統一されたとしても、医師として延命治療を中止することは法的には出来ないわけですか。

源河　日本の現段階では法的に認められておりません。

稲垣　延命治療を取りやめる際に、これはおかしいと告発された場合、警察の介入を招くことになるのですか。

源河　このような重大な局面に立ち会う医師は、患者さんや家族の希望を尊重したいと思っていても、延命治療を止めた場合、内部告発や第三者などからの異議申し立てを受けて、殺人や自殺幇助の疑いで警察から事情聴取される可能性や、訴追される危険性があります。

稲垣　２００５年10月に富山県射水市民病院で終末期の7人の患者さんの人工呼吸器を外して延命治療を中止したという事例がありましたね。

あの場合は患者さんの希望を聞いてなかったし、家族の同意もとってなかったということで、警察の介入を招いたわけですけれど、その事件と今回の多治見病院の例とでは似て非なるところがありますね。

源河　確かに射水市民病院の場合は患者さんの同意が無かったということで尊厳死には該当しません。

また、家族の同意も曖昧だったということです。担当した医師は、患者さんや家族との間の

「阿吽の呼吸」といいますか、文書はありませんが患者さんの家族の態度から判断して、これ以上の延命は望んでいないと解釈して延命の中止を実行したのです。

この病院には倫理委員会が無かったと聞いておりまして、こういう状況下では、警察の介入を招く危険性が高いというのが日本の現状です。

稲垣　そうしますと、場合によっては、医師は刑事あるいは民事事件として告発されて裁判所通いということになりかねず、医師はこういうことを避けたいと思うでしょうね。

源河　そういった事件に巻き込まれたくないので、現状では家族の希望があっても医師は実行を躊躇する場合がかなりあると思います。

稲垣　ご本人が「もういいです」と言っても、実行すれば自殺を助けたことになって罪になるかもしれないのですね。

日本尊厳死協会の活動内容

そこで源河先生は日本尊厳死協会の活動に加わっているわけですが、尊厳死協会の会員は何人くらいいらっしゃるのですか。

源河　日本全国では12万人に近くなっています。世界的に見ても一団体としては多い方に入るそうです（平成21年3月末日現在、12万３５５０人）。

稲垣　会員の皆さんは、あるところまで治療を受けて先の見込みがなければ是非、延命を止めてほしいという考えを持っておられるのですね。

源河　会員は全員、リビング・ウイルを持っています。私も5年前に同協会に入会して九州支部に所属すると同時に沖縄県の代表になりました。当然、リビング・ウイルを所持しています。

稲垣　協会の活動としては、どんなことをなさっていますか。

源河　いざという時に備えて「尊厳死の宣言書」（リビング・ウイル）を普及させることが当面の仕事です。それから、協会が最も熱心に取り組んでいる課題は、尊厳死の法制化です。その理由は、終末期に尊厳死を実行した場合、医師が刑事訴追される恐れがありますので、そういうことにならないように、延命治療を中止しても罪に問われないという法律を作ってほしいということです。そのためには尊厳死の趣旨に賛同する会員の増加を図ることが極めて重要な課題です。

稲垣　先生個人としては尊厳死を最終的に選びたいという意思をお持ちということですね。

源河　尊厳死の考え方は、日本では未だそんなに浸透しているわけではないのです。尊厳死法制化に反対する団体もあって、必ずしも今後の見通しは楽観できないと思っています。尊厳死法制化運動の当面の目標の一つに、無駄な延命措置をやめて、人間らしく安らかな死を迎えるようにお手伝いする医師の善意の行為が、刑事訴追を受けないようにすることが含まれています。

稲垣　はい、よく判りました。いろいろな立場から、いろいろなご意見がありそうですね。ラジオをお聞きの皆さん、皆さんはご自分の問題としてどうお考えになっていらっしゃるか、そういう仕組みづくりを社会の一員としてどうお考えになるか、二重の問いかけになるのかもしれません。

稲垣　この番組「日曜フォーラム」はＲＢＣスカイスタジオから生放送でお送りしています。

富原　今夜のテーマは「終末期医療のあり方を考える」です。

稲垣　スタジオにはゲストとして前・国立沖縄病院長の源河圭一郎先生にお越しいただいております。源河先生は日本尊厳死協会の沖縄代表として、尊厳死を望む人にはその道を開くべきではないかというお立場です。

尊厳死と安楽死の違い

源河先生、ここで確認しておきたいのですが、「尊厳死」と「安楽死」の二つは同じと考えてよいのですか。

源河　いいえ、違います。まったく違います。

稲垣　そこを教えて下さい。

源河　「尊厳死」と「安楽死」という二つの言葉が混同されて使われている現状があります。マスコミの論調でも両者が混同されていて誤解を与えております。

稲垣　私自身、区別しておりませんでした。この際、教えて下さい。

源河　尊厳死とは患者さんが不治の病で終末期になった時に自分の意思に基づいて無意味な延命措置を中止して自然な状態で迎える最期、これが尊厳死です。

もう一つの安楽死とは何かといいますと、苦痛を訴えている終末期の患者さんに同情して致死薬を与える殺人行為です。安楽死は日本では認められておりませんし、これは殺人行為として罪に問われます。

医師は、患者さんを安楽死させてはいけないということは常識になっています。

稲垣　源河先生は当然、安楽死を否定なさっていらっしゃるのですね。

源河　はい、もちろんです。日本尊厳死協会は安楽死と尊厳死を明確に区別しておりまして、これを混同されますと議論がかみ合わなくなります。

稲垣　ここは大事なところですね。

終末期癌の疼痛について

源河　繰り返しますが、尊厳死とは疾病の終末期で如何なる治療を施しても回復を望めない場合に、これ以上の医療を続けることは意味のない延命措置ですので、本人の意思を尊重して、はじめから無意味な延命治療をしないということです。

従来、癌の終末期には大変な痛みがあると言われてきましたが、現在は痛みに対する治療が非常に進歩していますので、癌の終末期になって痛みを訴える患者さんは、今ではほとんど無いと言ってよいと思います。

それでも念を押すように「尊厳死の宣言書」（リビング・ウイル）には、「死期を引き延ばすための延命措置は一切断わるが、苦痛を和らげる処置は最大限に実施すること」という条項が追記されています。

稲垣　痛みを止めるということは、同時にその患者さんの意識も無くなってしまうということですか。

源河　いいえ、全く違います。鎮痛剤を使っても患者さんの意識を失わせるということにはなりません。鎮痛剤を使う事によって死期を早めるということもありません。

終末期になって痛みを訴えるということは人間としては最も忌み嫌うべきで、人間の尊厳を守るべき立場から、痛みは極力、取り去ってあげるべき症状だと考えます。医師もみな熱心に痛みを止める治療を行い、現在では鎮痛処置は非常に進歩し、癌の終末期にもほとんど痛みを感じることなく、痛みを止めることによって意識を失うこともありません。

癌の終末期では病気は進行しつつ、死に向かって着実に進んできます。こういう場合に人工呼吸器を取り付けたり、その他の延命措置を行っても全く無駄な行為でありまして、人間らしく尊厳をもって生きていくことからはほど遠いといえます。要するに、自然な状態で最期を迎えるようにしたいということです。

繰り返しますが、リビング・ウイルの書面では「無駄な延命措置は断わるが、痛みだけは取り去ってほしい」ということが明確に記載されており、それを担当医師に見せることになっています。

延命治療中止の決断

稲垣　志乃さん、いくら聞いてもまだまだ難しいなあ。もしご本人の意識が無くて、もう絶対に意識が戻ってきません、ということであれば、僕は賛成してもいいような気がしますが、意識が少しでも残っていると簡単には結論を出せないなあ。ラジオを聴いている皆さんは、どういうお考えでしょうか。

富原　はい、たくさんご意見をいただいています。

ラジオネームAさん、70歳代の男性の方。

「今回の話題は、他人事とは思えず、メールしました。

私も脳死判定後、回復の見込みがない場合の延命治療は望みません。去年、妻に先立たれ、子どもたちも今はそれぞれ独立し、沖縄に住んでいるのは娘一人、しかも嫁に行った娘です。もし、私自身がベッドに寝たきりの状態で意識も無いまま、ただ器械につながれて、訪れる家族も無い状態になった姿を想像すると、いたたまれなくなります。本人の希望で延命治療を中止するという事には賛成です」

そしてこちらはファクシミリでいただきました。浦添市の30歳代の男性Bさんで、「私は医療現場のスタッフとして仕事をしています。実際、私自身が患者のご家族から人工呼吸器に関して相談を受けたことがあります。

患者さんは50歳代の男性でしたが、事故で脳死状態でした。２か月ほど人工呼吸器を使用しており、家族側も呼吸器を外して下さいと何度かおっしゃいました。私はいろいろと説明し、上司にも相談しました。この患者さんは呼吸器をつけたまま、半年後に亡くなりました。

岐阜県の問題は改めて考えさせられる問題ですが、私が勤務している病院では月１回程度、尊厳死についてカンファレンスを行っています」

こちらはCさん、メールでいただきました。

「私はたとえ脳死で回復する望みがなくても、そのまま延命措置を停止させずに生きるほうを望みます。先祖代々受け継いできた命ですから、１日でも長く生きたいと私は思います」

稲垣　源河先生、一般の方からのご意見もあるし、医療現場のスタッフからのメッセージもいただいていますけれども、日本の病院では今、どこでもこの問題について内部で議論されているのでしょうか。

源河　病院のスタッフは、この問題に無関心ではいられなくなっています。医学・医療の発達によって人間の寿命はどんどん延び、病気から回復してきた人も沢山おられます。しかし最善を尽くしても命には限りがあり、人生の最期をいかにして安らかに迎えるかということが、医師の仕事の中で、今後は重要な課題になってくると思います。

稲垣　今までのお話の中で人工呼吸器を外す、外さないという話が出てきましたが、よく病院で酸素が不足している患者さんの血中酸素濃度を測定して、マスクをつけて酸素を吸入していますが、あのマスクは人工呼吸器ですか。

源河　いいえ、違います。マスク呼吸は人工呼吸ではありません。自発呼吸はありますが、それだけでは酸素が足りないので、マスクをつけて補助的に酸素を補っているのです。人工呼吸器を装着するときは自発呼吸が無く、自力で呼吸ができないので窒息の危険があり、気管の中に管（チューブ）を挿入して人工呼吸器につなぎ、そこから酸素を送り込んで器械の力で呼吸をさせるのです。

稲垣　なるほど。

源河　繰り返しますが、マスク呼吸の場合は、自発呼吸があります。

稲垣　マスクでも圧力をかけて酸素を吹き込んでいますが、少しは自発呼吸があるのですね。

源河　マスクによる呼吸はあくまでも補助呼吸です。

稲垣　ああ、そうですか。人工呼吸器を取り外す以外にも延命措置の中止はあるのですか。

源河　はい。例えば食事ができないので、鼻腔から経管栄養チューブを胃の中に入れてチューブを通して栄養分を流し込む、あるいは腹壁を切開して、胃の中に管を通して人工的な栄養物を補給することも、人工呼吸器装着と同じように終末期に関しては延命治療の一つの手段です。

また、終末期の輸血や人工透析、あるいは侵襲的な検査も、死を先送りするだけに過ぎない場合には避けるべきであると言われています。

緩和ケア病棟（ホスピス）

稲垣　終末期の患者さんが安らかに最期の時を過ごせるようにホスピスという施設が沖縄にもいくつかありますが、ホスピスと尊厳死との関わりは具体的にどのようなものでしょうか。

源河　ホスピスは癌、またはエイズの患者さんが終末期を迎える場所、あるいは最後まで人間らしく生きる場所です。そこでは酸素吸入、点滴による水分補給など、生存のための最低条件を満たす処置は行いますが、人工呼吸器を装着するなどの積極的な延命措置は行いません。

富原　それが許されるのは、そこが病院ではないからですか。

源河　いいえ。ホスピス（緩和ケア病棟）に入る患者さんは、癌であることを告知されております。ただし、終末期であることは家族には知らせますが、患者本人には知らせないことも多いようです。しかし、少なくとも癌であるという病名は、患者さんに告知されています。当然、家族も承知しておりまして、終末期を安らかに過ごせる場所がホスピスです。

稲垣　そうしますと、患者さん、あるいはご家族が治療の選択をしているということですね。

源河　患者さん、あるいはご家族の希望を聞いたうえで、安らかな死を迎えさせてあげたい、あるいは残された時間を人間らしく生きてもらいたいというための施設です。

稲垣　そうしますと、今日のテーマである尊厳死よりも、更に緩やかな対応ということになりましょうか。

生きる権利の尊重

富原　Dさんからもメールでご意見をいただきました。

「治る見込みがない病気に罹って死期が近づいたら、どうして欲しいかと両親に尋ねたことがあります。そうしたら、父も母も自然の経過に任せて欲しいと言います。私は両親の意思を尊重したいのですが、命はかけがえのないものだから延命治療をお願いするかもしれません。その場に立ち会ってみないと判りません」

皆さん、同じような考えの方が多いかもしれません。この場合のようにご両親は自然のままでよいとおっしゃいますが、その場に立ち会う家族は、なかなか決断しにくいと思うのですが……。

源河　そういう場合もあります。本人が実際にリビング・ウイルを持っていても、家族が反対する場合もあります。そういう時は家族の意向を聞いてあげることが、医療の現場では重要です。

しかし欧米では本人の意向に対して家族が反対することはあまり無いと聞いています。それだけ個人主義が徹底しているからであると思います。

日本では家族の絆が強いし、私ども医師は、家族の気持も充分に聞いてあげてから決断を下すことにしています。

稲垣　医学の進歩がものすごく速いものだから、このまま1か月待てば画期的な治療法や薬が出てきて死線から蘇るのではないかという家族の一縷の望みがあると思うので、それは大事にしなければという気がします。

富原　こちらの方（Eさん）からもメールを頂きました。

「私自身は静かに旅立ちたいと思います。祖母は癌のために苦しんで亡くなったと聞いていますので、母はそのような状態になったら、祖母のように苦しんで死にたくないと言っています。

患者本人と家族の意思を真っ先に尊重すべきであると思います。良く言えば医師の判断、悪く言えば医師の暴走もあると聞いたことがあります。

こういうことは、きっちりと法制化した方が良いと思います。宗教や倫理の面も含み、かなりデリケートな問題ですので、慎重に議論してほしいと思います」

こちら（Fさん）はファクシミリで頂きました。

「人工透析をしている父を介護している立場から申し上げます。

患者は最後まで1％の生への希望をもって闘病しています。患者が求めているのは死ぬ権利ではなく、最後の瞬間まで快適に生きる権利だと思います。患者の生きたいという意思を尊重することが大切ではないでしょうか。

リビング・ウイルが何度でも書き直せるなら、書かない権利もあります。それに癌患者が人工呼吸器をつけるなんて滅多に無いことで、癌患者は大抵、終末期まで意思の疎通はできる筈です。生きたいと思うことが人間の本能ではないでしょうか。法制化は生きたいという気持を阻止するもの、法制化にはそういう危険があるということをご理解いただきたいと思います」

終末期と医療費

そして、こちらはＧさん。

「17年前、父が癌を患い、その際に今回のテーマさながらの経験をしました。当時の私は仕事の関係で本土在住中のため、父の死に目に会えなかったのですが、ここであえてシビアに今回の問題を考えてみたいと思います。

少々生臭い話で恐縮ですが、最近この問題が取り沙汰されるのは、無駄な延命治療の実施に伴う医療費の増大を抑制したい厚生労働省の差し金とみるのは、私の考え過ぎでしょうか」

稲垣　確かに高度の治療を長期間続けるとなると、莫大なお金がかかりますね。ご家族にも金銭的な負担がかかりますから。無駄を省くために延命治療をしないという議論はちょっと酷いですね。

源河　その通りです。現在の日本では医療費に占める高齢者医療の比率が大きいことは事実です。しかし、医療費がかかるから尊厳死を勧めるということは全くありません。介護する側の経済的負担や肉体的負担が増えるから尊厳死を実行するという考え方は、あってはならないと思います。

稲垣　現在の社会的なムードとして国も金が無いし、医療保険も財源が非常に厳しい状況だから、延命治療の中止を容認しても良いのではないかと、言葉には出さないけれども、そういうムードがあるとしたら、はっきり否定する必要がありますね。

源河　その通りですね。結果的には負担が軽減されるといった状況が来るかも知れませんが、それは私どもが普及を目指している尊厳死とは全く関係がありませんし、参考にもしません。

お金がかかるから、この辺で治療を止めようと加減しているわけではありません。あくまでも患者さんの立場に立って人間らしい最期を迎えるようにするのであって、お金がかかるから、あるいは家族の介護負担がかかるから尊厳死を勧めているわけではありません。その辺を理解して頂きたいと思います。

富原　この方（Hさん）からは電話で頂きました。

「安楽死は悪用される場合がありますので、私は尊厳死に賛成です。患者さん本人が遺書を書くのが一番いいと思います。

私のお友達もここ5年程、チューブにつながれたまま、意識の無い状態で入院していますが、お見舞いに行く度にその姿を見ると考えさせられます。意識が無くても生存するのは家族も大変ですし、ましてや本人が一番辛いと思います。本人、家族が困らないように、絶対に遺書を書くべきだと思います。それも細かく」

稲垣　意識が無く、身動きもせず、全く反応しない方の意識がある時、ふっと戻って、看病しながら語りかけてくれた家族の言葉を覚えていた、という患者さんの話を聞いたことがあります。そこに望みをつなぎたいという気持ちも理解できますね。

「命(ぬち)どぅ宝」

稲垣　ＲＢＣスカイスタジオから生放送でお伝えしてきました。今日は「終末期医療のあり方を考える」というテーマで尊厳死について考えています。ゲストは日本尊厳死協会「おきなわ」の代表で、前・国立沖縄病院長の源河圭一郎先生です。

富原　この時間をもちまして皆様からのご意見の受付を終わりたいと思います。

稲垣　未だお伝えしきれないご意見が多数ありますので、これから少しでも多くご紹介したいと思います。

富原　こちらは、ラジオネームＩさんです。

「僕も尊厳死と安楽死は同じものと勘違いしていました。うちの祖母は数年前、72歳で末期癌のために亡くなりました。

本人には知らせていなかったのですが、家族で話し合った結果、抗癌剤などの副作用のある薬物治療は敢えて行わないようにしました。確かに医学の進歩で治せるようになった病気もありますが、医療ミスや診断ミスもあるかと思います。

しかし、本人もしくは家族の希望があれば、尊厳死は寿命の自然な終わり方であると思います」

こちらは別の方（Jさん）からです。

「『命どぅ宝』という沖縄の名言は終末期医療においても大切な言葉です。人は存在そのものが尊い命です。富山県射水市民病院事件が問題にされているのですが、終末期の人の生をなぜ早く終わらせようとするのか、結局は生きてゆく人の、たとえ家族であっても、それはエゴイズムではないのかと考えてしまいます」

稲垣　昔は手を尽くせなかったけれども、今はいろいろの医学的な方法、器械・器具を使って延命する事が可能になりましたので、問題が一層難しくなってきたとも言えますね。

富原　こちらは中城村の70歳の男性（Kさん）です。

「医学の驚異的な進歩の裏に医療ミスなどもあります。医師、看護師、そして患者は同じ人間です。人間としての尊厳はどれも尊重できると思います。

私の母は20年前に心臓病のために集中治療室に入り、人工呼吸器で酸素を吸入していました。

私以外の家族は楽にしてあげたいから人工呼吸器を外してほしいと言っていたのですが、私は母に何とか頑張ってもらいたいので良い方法はないかと先生に伺いました。でも先生は『最善を尽くしています』の一言でした。尊厳死を認めるか否か、医者としての判断が必要とされますが、医者の皆さんはすぐ答えられるのでしょうか」

稲垣　医療機関の中でも議論したり、勉強会もしているようです。

富原　お医者さんも考えている途中ですね。

源河　医療の現場では、非常に大きな苦悩に直面することが稀ではありません。

稲垣　患者さんの死生観、宗教観は一人ひとり違うと思いますが、同じように最期を看取る医師の皆さんの死生観も一人ひとり違いがあると思いますが……。

源河　もちろんです。最後の場面は千差万別、人間の数だけあるといってもよいと思います。その時々に判断を迫られております。

富原　こちらはLさんからのメールです。

「治る見込みがない場合は尊厳死させてほしいと私は思っています。理由は投薬やら医療機器の管やら、いろいろ装着されて家族に心配や迷惑をかけた上に医療費がかなりかかるし、金銭的にも大変だから家族に負担をかけたくないという理由です。それと健康保険は自己負担が3割で、あとは保険から出ます。だから、皆が納めている医療費を無駄にしたくないと思うのです」

次の方は看護師（Mさん）です。

「岐阜県の病院の事件、すごく考えさせられます。私の職場にも終末期の患者さんが多くいらっしゃいます。やはり、本人だけでなく、家族からも延命措置をやめてほしい等の声を聞いたことがあります。

金銭面など家族の負担もありますからね。日本で尊厳死が定着するのは、まだまだ先のことになるのではないでしょうか。今後、終末期医療について良い案が出てくることを期待しています」

稲垣　ありがとうございます。はっきり言いますと、人はこの世に生まれて死ななかった人は誰一人いないわけですから、一人ひとり皆、死に向かって人生を生きているわけです。

いつまで寿命があるかは判りませんが、死があるから命が輝くのだと思います。

最近、自殺の報道も多いけれども、自殺は論外として、社会的にそれを何とか減らすことには誰も反対しないと思いますが、さて自分の最期をどう考えるかということですね。

一言で言って美しく終わりたいということは誰でも思っている筈です。美しく終わるとはどういうことか、一つには楽に、あんまり悶え苦しむところを人に見せたくないということ、それは逆に言うと、周りの人に嫌な思いをさせたくない、迷惑をかけたくないということになるのかもしれません。

「ピンピンコロリ」という言葉が最近よく聞かれますが、本音を言うと、皆そんなふうに生きて死ねれば楽だなあと思っているのでしょうが、これだけ進歩してきた医学・医療技術にどこまでお世話になるのか、これからも医療が進んでいく筈ですから、この問題には終わりが無いような感じがします。

障害を乗り越えて生きる人々

スタジオにお越し頂いていろいろお話を伺った源河圭一郎先生、そろそろ時間も残り少なくなってきましたが、今日の番組のご感想でも結構ですし、今、沖縄で活動していらっしゃる日本尊厳死協会からのメッセージでも結構ですし、少しお話しいただけますか。

源河　その前に難病、この中には筋萎縮性側索硬化症（ＡＬＳ）と筋ジストロフィーなどが含まれますが、これについて一言お話ししたいと思います。

これらの病気の患者さんは人工呼吸器を装着しながら真摯に人生を送り、人間的にも立派な生き方をされている方々が少なくありません。人工呼吸器を装着して旅行もされますし、生きていて良かったと思われる方も沢山いらっしゃいます。

私が勤務しておりました宜野湾市の国立沖縄病院には筋ジストロフィー病棟があり、そこに入院している患者さん達は、人工呼吸器を付けたまま車椅子に乗って那覇のデパートに買い物にも行きますし、飛行機に乗って東京ディズニーランドにも行きます。そういう方々のために私達はできる限りの支援をしたいと思っています。

稲垣　英国生まれの有名な物理学者であるホーキング博士はＡＬＳでありながら、素晴らしい学問的成果を挙げていますね。

源河　沖縄病院の筋ジストロフィー病棟を訪ねて、すぐお気づきになると思いますが、ハンディキャップを持ちながら前向きに生きている姿は本当に感動的です。そういった方々に対して我々医療従事者は最期まで人間らしい有意義な生活ができるように支援したいと思っています。

稲垣　数日前の新聞に、脳梗塞に対して全く新しい治療法がスタートしたという記事がありました。骨髄から幹細胞を取り出して人工培養を行い、輸血で患者さんに戻すと、脳の血管や神経細胞が再生してくることが期待できるそうです。こんなことを聞くと、今まで考えてもみなかった新しい医療技術が出てきそうです。

源河　再生医療ですね。臨床的には未だ実用化されていませんが、近い将来、実用化されるかもしれません。

稲垣　少しでも命がつながっていれば、何か新しい光が当たるのではないかという方の気持ちも判りますね。そういった方々の権利・意思を大切にしてあげたいものです。

会員数増加が今後の課題

源河　その通りです。私達はまず第一に、ご本人の意思を尊重して人生の最期を有終の美で飾るための支援を惜しむことはありません。沖縄県の尊厳死協会会員数は300人を超えましたが、沖縄県でもこの問題に対する関心が深まっています。ますます会員が増える事を期待しています（2017年1月現在：520人）。

稲垣　沖縄県の会員の数は全国に較べて多いほうですか、少ないほうですか。

源河　九州の中では、数は決して多くありません。ちょうど今から3年前に沖縄で尊厳死に関する公開講演会を行いましたが、その時は会場から溢れる程の300人を超える聴衆が参加されました。その時に沖縄県の会員数が2倍に増えて、その後も着実に増えております。

稲垣　人口比率で会員数が沢山いらっしゃるのは、例えばどんな地方ですか。

源河　東京、大阪、福岡のような大都市が桁違いに多いですね。沖縄は高齢社会で、かなり高齢になるまでお元気な方が多いですね。その一方で、寝たきりの方も少なくありません。沖縄の高齢者は戦中戦後の大変厳しい時代を生き抜いてこられた方が多く、これからも命を大切にして長生きしていただきたいと思います。

稲垣、富原　今日はいろいろ教えて頂きまして有り難うございました。

源河　どうもありがとうございました。

稲垣　今日は終末期医療について考えてきました。

僕が一番勉強になった事は安楽死と尊厳死の違いです。安楽死は命を絶つためにあえて薬物を利用して死へ導くこと、尊厳死は逆に新しく何かをするのではなくて、無駄な延命措置を行わないで、尊厳ある死を迎えていただくというこの違いが一番勉強になりました。この問題は今後、皆さん方も考えていただきたいと思いました。

富原　それでは又、来週月曜日午後7時にお会いしましょう。

（文責：源河圭一郎）

おことわり：この放送では東京から「安楽死・尊厳死法制化を阻止する会」事務局長・清水照美氏が電話参加により意見を述べましたが、その内容は紙面の都合で割愛させていただきました。

「終末期医療」報道番組に出演して

今年（2007年）1月、岐阜県立多治見病院の倫理委員会が延命治療の中止を容認したとの報道を受けて、私は沖縄の民間放送局（RBC）の「終末期医療のあり方」をテーマとするラジオ番組に出演を依頼された。私はスタジオからの生放送の電波を通して見解を述べた。

私は患者のリビング・ウイルを尊重した今回の倫理委員会の決定を高く評価しているが、国の指針も無く、尊厳死が法制化されていない現状に配慮した岐阜県当局は、この決定を認めなかった。

従って、私はこの番組の中でリビング・ウイルの普及とともに尊厳死の法制化を目指している日本尊厳死協会の活動状況について繰り返し説明した。更に今なお一般国民だけでなく、マスコミ関係者の間でも尊厳死と安楽死が混同され、誤解されていることを番組の中でも痛感したので、その相違点についても説明して聴取者の理解を求めた。

番組放送中に数多くの県民や医療関係者から電話やファックスで様々な意見が寄せられ、関心の高さをあらためて感じた。

今後さらに議論を煮詰めて国民的合意が形成され、終末期医療の現場で混乱を起こすことなく、回復の見込みがない患者が尊厳ある人生を全うできる日の到来を待ち望んでいる。

（リビング・ウイル九州　51号　２００７年６月）

第2章

タバコと肺がん

受動喫煙者の恐怖

1962年に、英国王立内科学会が、世界で初めて科学的根拠に基づいて喫煙の弊害を報告している。その中で、喫煙本数（紙巻きタバコ）と肺癌の発生との間に因果関係があると断じているが、その後の英人医師を対象にした調査では、既に相当量のタバコを吸ってきた人でも、喫煙習慣を中断することによって肺癌死をかなり減らすことが可能と明言している。

1973年に私は北欧と英国の胸部疾患の現況を見聞する機会があったので、現地の禁煙キャンペーンについて報告する。

喫煙者が肺癌その他の疾病に罹患するのは自業自得であるが、彼らの吐き出す煙を吸い込んで生命の危険にさらされている非喫煙者の人権が最近では問題になっている。人ごみの中で、無理やりタバコの煙を吸わされる受動喫煙者の肺癌発生率が、無視できないほど高いことが疫学的に立証されたからである。

コペンハーゲン空港で乗り込んだＳＡＳ機の搭乗口では、スチュワーデスが乗客全員を喫煙者と非喫煙者の2群に分け、喫煙者を後部座席に閉じ込めてしまった。英国名物の二階建てバスの一階はすべて禁煙席で、喫煙者は二階へ昇らなければならない。

スコットランドのエジンバラで聞いた話であるが、喫煙者を親に持つ家庭の児童は、呼吸器疾患で学校を休む日数が多いそうだ。

また妊婦の喫煙が早・流産を招きやすいことも常識である。今や、喫煙は胎児を含めて他人に重大な害毒を与える公害である。街頭では禁煙ポスターが目につき、医師会員の乗用車は禁煙のステッカーを貼って街中を走っている。

近年、医師、特に胸部疾患専門医の喫煙が急速に減っていることも職業柄、当然であろう。エジンバラ大学の高名な呼吸器内科医Ｃｒｏｆｔｏｎ教授が、喫煙医学生をたしなめている光景を目撃した。

スコットランドといえば世界一肺癌の多い所で、死亡率は日本の約8倍である。しかし、禁煙キャンペーンの成果はなかなか挙がっていない。若い世代の喫煙者が一向に減らないのが、ヨーロッパ共通の悩みである。

さて、日本の場合はどうであろうか。

日本人の肺癌は従来、病理学的に欧米人のそれとは、かなり差があると言われてきた。つまり、煙の影響を直接には受けにくい肺野末梢に発生する肺癌が多いとされてきた。従って禁煙対策もなおざりにされてきた。

しかし、今では欧米並みにタバコの煙に常に汚染されている肺門部中枢気管支原発の扁平上皮癌や小細胞型未分化癌が急激に増加している。問診すると、肺癌患者のほとんどが1日20本以上の喫煙者である。女性患者でも想像以上に喫煙者が多いので驚いている。

肺癌患者の中には手術を受けて退院する際に、タバコを下さる方がある。折角の好意を無にしないように丁重に受け取ってはいるが、私の胸中は複雑である。


（沖縄県医師会報　1977年1月号）

タバコと健康

沖縄県環境保健部が発表した人口動態統計概数によると、1984年の県民の3大死因は、癌、心臓病、脳卒中の順。癌の中では肺癌で死ぬ人が最も多く、1年間の死者数は224人（男164人、女60人）に達し、胃癌死の199人を超えている。

沖縄県では1978年以来、肺癌が男子の死因のトップの座を占めており、死因第2位の胃癌との較差は年々開く一方。肺癌死亡数が胃癌死亡数を超えたのは、全国で沖縄県が最初である。

沖縄県男子の肺癌死亡率は全国のトップであり、死亡率最下位の高知県の約2倍。肺癌対策は、今や県民の命を守るための最優先課題と言っても過言ではない。

1967年以来、私が勤務してきた県内の公的医療機関で治療を受けた肺癌患者数は1500人を超えている。その患者の喫煙歴を調査した結果、多くの学者が指摘した通り、喫煙習慣と肺癌との密接な関連を裏付けるものであった。すなわち、男の肺癌患者の93・8％、女の肺癌患者の41・6％が喫煙の常習者であった。しかも、そのほとんどが毎日20本以上吸うヘビースモーカーである。日本人の成人男子の約70％、成人女子の約15％が喫煙者であると言われているので、肺癌患者の喫煙率がずば抜けて高いことがわかる。

さらに沖縄県における肺癌多発要因の一つとして、未成年者の喫煙が指摘されている。喫煙開始年齢が若ければ若いほど、その悪影響は大きく、肺癌発生の危険年齢に早く到達することが知られている。

治療する立場から肺癌を大きく4種類に分けることができる。すなわち、扁平上皮癌、腺癌、小細胞癌、大細胞癌である。この中で扁平上皮癌と小細胞癌は、肺門部の太い気管支に発生することが多く、ヘビースモーカーに多くみられるタイプである。

肺門部の太い気管支粘膜は、タバコの煙などに含まれる発癌物質の影響を直接受けやすい。沖縄県の肺癌は扁平上皮癌の発生が高率になっている。非喫煙者に比べて喫煙者の気管支に小細胞癌が発生する危険は約9倍、扁平上皮癌が発生する危険は約8倍に達することが明らかにされている。

喫煙者を夫に持つ妻たちの間に肺癌が増えているというショッキングな報告もある。また、未成年者の喫煙と並んで、最近増加している若い女性の喫煙は、健康を害する危険があまりにも大きく、早急に対策をたてる必要に迫られている。

喫煙が原因でかかりやすい主な病気として、肺癌以外に口腔癌、喉頭癌、食道癌、膀胱癌、慢性気管支炎、肺気腫、心筋梗塞、胃・十二指腸潰瘍、くも膜下出血、バージャー氏病などがよく知られている。

（沖縄タイムス　１９８５年10月5日朝刊）

肺癌で命を落とさないために

日本人の死亡原因のトップである癌による死亡者数は年々増加の一途をたどり、１９８７年の1年間に癌が原因で命を落とした人は、全国でついに20万人の大台に乗った。厚生省が先頃まとめた「１９８７年度健康マップ」を見ると、死亡原因の地域差を都道府県別に一目で理解できて興味深い。

「健康マップ」によると肺癌死亡率（男性）の第1位は今回も沖縄県で、沖縄＝肺癌多発県という図式がすっかり定着した感がある。肺癌死亡率日本一の座を沖縄県が獲得して以来、「肺癌先進県」と言うありがたくないレッテルを張られて既に久しいが、美しい自然環境に恵まれた沖縄県と肺癌が一体どこでどう結びつくのか、にわかには理解できないこととして多くの人々から不思議に思われているのも事実である。

しかし沖縄県環境保健部が毎年実施している人口動態統計からも明らかなように、死亡率第1位の肺癌と死亡率第2位の胃癌との開きは年々大きくなる一方であり、私共の日常診療でも肺癌の激増ぶりには目を見張るものがある。沖縄県の肺癌対策は保健衛生上の最も重要な課題と言っても過言ではない

さて、沖縄県にはどうして肺癌が多いのだろうか。この問題は内外の学者や臨床家、公衆衛生や公害問題に取り組んでいる人々だけでなく、一般市民の強い関心を集めている。

ご承知のように喫煙と肺癌との間に密接な関連があると指摘され、特に近年、「嫌煙権」が主張されるようになって以来、愛煙家の肩身はますます狭くなっているが、今後この傾向は一層強まるだろう。

本県の喫煙人口、1日当たりの喫煙本数、喫煙時間、喫煙開始年齢、受動喫煙の問題などの各種の喫煙関連要因を筆頭に、大気汚染、排気ガスなどがやり玉に挙げられるが、食べ物や職業など各種の要因も複雑に働いて肺癌の発生に関与していると推定される。

私どもはこのような観点から県環境保健部の全面的な協力を得て、沖縄県における肺癌多発の原因究明に一歩でも近づくように疫学的手法を用いて、今年から3年がかりで研究に着手することになった。疫学・公衆衛生学や医療行政の専門家の助言と、病理学者や第一線の医療従事者の全面的なバックアップを得て、多方面から研究が進められるはずである。この成果を踏まえて将来、肺癌予防対策を確立したいと今から大きな期待が寄せられている。

ところで「現実の肺癌対策は？」と言われると、「老健法」に基づいて1987年から県・市町村の共同事業として肺癌集団検診の充実が図られているが、1988年はこの事業がますます普及して多くの県民がその恩恵に浴することを願っている。

一部の市町村では、すでに数年前から精力的に実施されていて、早期肺癌の発見など、見るべき成果を挙げている。残念なことに、今までは進行肺癌や末期肺癌が多く、悲しく悔しい思いをすることが少なくなかったのであるが、今後は肺癌をもっと早期に発見することによって治療成績の一層の向上が確実なものになろう。早期肺癌は治療によって必ず治ることを強調したい。

肺癌の予防と早期発見のためには、県民一人ひとりの協力が何よりも大切である。ここでも「自分たちの健康は自分たちで守る」という気概が大切である。

特に次の項目の三つ以上に該当する方々は、専門医療機関で医師の検診を定期的に進んで受けるようにお勧めしたい。そこでは必要に応じて胸部X線検査、さらに必要であれば痰の細胞診が行われている。私達はこのような項目に属する人々を肺癌のハイリスク・グループ（高危険者群）と定義して特に注意を喚起している。事実、早期肺癌はこのグループの中から見つかっているのである。

①50歳以上の男性
②「タバコ」を毎日20本以上、20年間吸ってきたヘビースモーカー
③痰に血が混ざる人
④咳が1か月以上続く人
⑤有害業務従事者（アスベスト、重クロム酸に注意）

追記　沖縄県の胃癌死亡率が全国で最も低く、食道癌と子宮癌の死亡率が肺癌と共に全国一高いことも有名である。この他に悪性リンパ腫、口腔癌、咽頭・喉頭癌、皮膚癌が多いのも沖縄県の癌の特徴と言われてきた。

このように沖縄県の悪性腫瘍は他県と大きく異なっている面があるので、その実態を正確に把握することは、今後の癌対策を進める上で極めて重要である。

幸いなことに、１９８８年から沖縄県では永年の念願であった癌登録事業がスタートすることになり、環境保健部で着々と準備が進められていると聞いている。この事業を成功に導くために、県内医療機関の積極的な協力が期待されている。

（那覇市医師会報　１９８８年初夏号）

禁煙の「きっかけ」

肺癌による死者は毎年毎年、確実に増え続け、１９７８年から沖縄県の男性の死因のトップの座を占めている。減少傾向が見えてきた胃癌と異なり、肺癌の激増には全く歯止めが掛かっていない。

喫煙が肺癌の重要な原因の一つであることは現在一般に認められており、国立療養所沖縄病院の男性肺癌患者の93・8％、女性肺癌患者の41・6％が喫煙常習者である。しかもそのほとんどが毎日20本以上吸うヘビースモーカーである。最近の全国平均の喫煙者率は、男性59・7％、女性8・6％であるから、肺癌患者の喫煙率がずば抜けて高いことがわかる。

しかし、このような事実を知らされても大部分の愛煙家は、禁煙したいと内心思っているにもかかわらず、簡単には禁煙を実行できないのが普通である。喫煙者の手指の血管が閉塞するために指が腐って落ちるバージャー氏病患者が、不自由な手つきで「たばこ」を吸う場面を何度か目撃したが、この時は哀れさを通り越して鬼気迫る思いをした。「たばこ」の煙に含まれているニコチンが中枢神経に働いて、この様な凄まじい光景を見せてくれるのである。

禁煙に踏み切れないのは、一概に「意志が弱いから」と決め付けることができないような気がする。「意志」ではなくて何らかの「きっかけ」が必要である。

その「きっかけ」となるのは、例えば身内に肺癌や心臓病のような「たばこ」に起因するいろいろな病気（後述）の患者が出た場合である。

また、不幸にして自分がそのような病気に罹った場合も、「きっかけ」になるようである。しかし、この場合は手遅れであることが多いが、「禍を転じて福となす」ことも可能であろう。

あるヘビースモーカーの医師が自分を禁煙に踏み切らせたのは、若い看護婦さんの「たばこ吸う人嫌い！」の一言であったと告白してくれた。何年か前の禁煙標語に、「私、たばこ吸う人とは結婚しません……」という小学生の女の子の作品が優秀作に選ばれたことがある。喫煙の害について理屈では判っていても、何か胸にグサリと突き刺さるものがないと禁煙できないらしい。

このような事実を承知の上で、喫煙との関係が深いいくつかの疾病（たばこ病）について、以下に述べてみたい。

「たばこ」の煙に長期間にわたって暴露されると、癌が発生する前の気管・気管支・肺の粘膜に、すでに重大な障害が与えられている。

例えば、気管支の表面を覆っている粘膜は赤くただれて慢性気管支炎になっていることが多く、咳や痰が多く出て出血しやすい。中には前癌状態を呈している場合がある。「たばこ」を長期間吸い続けると、肺胞壁の破壊をもたらし肺気腫になる。これは年齢とともに進行し、強い呼吸困難を来すので、酸素吸入なしでは生きていけない。現在、多数の慢性呼吸器障害患者が在宅酸素療法を受けたり、入院生活を続けている。

食道癌も肺癌と並んで沖縄県に多い癌である。アルコールを飲む際に「たばこ」を吸うと食道癌の発生が高くなると指摘されている。膀胱癌も喫煙と関係が深いことで知られている。

心臓病で死ぬ人が沖縄県内でも次第に増えている。現在、心臓病は癌に次いで死因の第2位であるが、このまま増え続けて将来、死因のトップに出る可能性もある。代表的なものが虚血性心疾患と言われる狭心症と心筋梗塞で、ともに喫煙が密接に関与している。

胃・十二指腸潰瘍の治療は、薬を飲むよりも、むしろ禁煙を守るほうが効き目があると言われる程である。

「たばこ」を吸う若い人に突然、襲い掛かる脳出血に「くも膜下出血」がある。死亡率が今でも非常に高く、恐れられている。

前述のバージャー氏病に罹る人も、例外なくヘビースモーカーである。

その他、自殺者にも喫煙者が多いという統計がある。

最近、若い女性の間の喫煙の流行が指摘されているが、由々しい問題である。「たばこ」が美容の大敵であることは勿論だが、喫煙する女性から生まれる子供には、低体重の発育不良児が多く、知能指数も低いと言われている。女性の喫煙は自分自身だけではなく、子孫にまで累を及ぼしていることを知るべきである。

また、発育盛りの未成年者の肺は特に喫煙の悪影響を受けやすく、若い肺の中に癌の芽を育てているのである。

紙数の都合で間接（受動）喫煙の問題については省略したが、愛する家族や親しい職場の同僚に、「たばこ」の煙で汚染された空気を吸わせるようなことがあってはならない。

この特集号を「きっかけ」に禁煙に踏み切る方が一人でも多く出ることを期待して拙文を終わる。

（海邦　1988年3月「禁煙始末記」特集号）

健康シリーズ——肺癌について

沖縄県環境保健部の発表によると、癌による死亡者数は年々増加し、1977年から癌は遂に死亡順位の第1位を占めるに至った。さらに、沖縄県男子の癌による死亡者数は全国に先駆けて1978年以来、肺癌が第1位（人口10万人当たり、27・3人）になり、それまで長くトップの座を維持してきた胃癌と入れ替わった。そして、1981年には男女合わせた死亡数の首位をも肺癌が占めるようになった。

このような胃癌と肺癌の死亡順位の逆転は全国で初めてのことである。長寿県沖縄にふさわしくない現象である。

そこで、どうしたら肺癌を防げるか、健康シリーズのトップに肺癌を採り上げてみた。

なぜ、空気がきれいな沖縄に肺癌が多いのか、その最大の理由は？

源河　沖縄はライフスタイルがアメリカナイズされて胃癌が少なく、その分、肺癌が目立っていることが挙げられる。それと、喫煙率は本土と同じだが、ヘビースモーカーが多い。若年の喫煙者が多い。

沖縄は終戦後、進学率が低く、中学卒で社会に出て「たばこ」を吸うようになり、今頃、癌年齢に達して肺癌になった人が多いからである。

「たばこ」が肺がんの原因というが……

源河　「たばこ」と肺癌の因果関係の究明は現在も進められているが、「たばこ」の影響は極めて大きい。

肺癌患者の95％はヘビースモーカーである。喫煙者の総てが肺癌になるというのではなく、

1日20本以上吸う人は、肺癌になる可能性が大きいといえる。最近、女性や未成年の喫煙者が増えてきているが、今後は女性の肺癌も増加するのは確実とみてよい。未成年者の喫煙は風紀上の問題だけでなく、若い人の肺ほど喫煙による影響を受けやすく、肺癌になりやすいので、「たばこ」を吸わないように指導することが望ましい。

肺癌を防ぐにはどうすればよいか

源河　肺癌を防ぐには今のところ、まず禁煙である。それと、肺癌検診を受けて予防することである。

どんな癌でもそうだが、早期に発見して早期に治療を受けることである。

肺癌の症状は……

源河　肺癌は症状が現れにくい癌で、症状が現れた時には手遅れである場合もあり得る。症状としては咳、血痰、胸痛、呼吸困難などがあるが、このような症状が出たときは手術不能な進行癌にまで進んでいる場合もある。

思い当たる人は早めに検査を受けることをお勧めしたい。

レントゲン検査ですぐわかるのでは……

源河　それでも診断が困難な場合がある。咳や血痰が出る人は、レントゲン検査のほかに痰の検査も併せて受けることである。これだと癌細胞が出ていればすぐに判定できる。だから、レントゲン検査だけでなく、痰の細胞診が必要な人は積極的に受けてほしい。

喫煙者はすべて肺癌の危険にさらされているように思えてきたが……

源河　喫煙者がすべて肺癌になるというわけではない。高危険者群（ハイリスク・グループ）というのがあり、それは男性で40歳以上の人、毎日20本以上20年以上喫煙している人、血痰のある人、咳が1か月以上続く人、有害業務の人（チリやアスベスト、重クロム酸メッキ工場、自動車修理工場などで働いている人）……などは、肺癌になる危険が高いと考えられるので、肺癌検診を受けてほしい。

肺癌の治癒率はどうか

源河　手術して5年間再発しなければ通常は完治したと見做しているが、早期癌ではほぼ100％生存する。しかし、進行癌では手術をしても5年生存率は15％くらいで、死亡率はまだ高い。市町村で肺癌の集団検診を行うようになったので、できるだけ検診を受けてほしい。肺癌に限らず、癌は早期発見が第一である。

最近、癌になる可能性があるとして嫌煙権が問題になっているが……

源河　それは受動喫煙といって、「たばこ」を吸う人と同じ部屋にいると、その「たばこ」の煙を吸うから間接的に「たばこ」を吸ったことになる。無理に吸わされた同室者が癌になる危険性があり、子供は喘息などの呼吸器疾患になる可能性もある。そのほか喫煙の影響で起こる病気としては心臓病、肺気腫があるので、「たばこ」の煙で汚染された室内に留まることは健康上、好ましいとは言えない。

今では肺癌は予防できる癌だと言われている。先ず禁煙である。

どうもありがとうございました。

（「オキナワグラフ」1988年4月号）

沖縄病院における肺癌診療10年の回顧

はじめに

沖縄病院で肺癌診療が本格的に始まったのは1980年であるから、1989年末で丁度10年の歳月が経過したことになる。

全国に先駆けて沖縄県で肺癌死亡数が胃癌死亡数を上回るようになった年が1981年であるから、当病院の肺癌診療は県民の期待を一身に集めてスタートを切ったと言ってよいであろう。

この10年間に1000人を遥かに超える原発性肺癌患者を診療したことになり、沖縄県における肺癌センターとしての重要な役割を果たしてきた。患者数の面でも九州のトップクラスであるばかりでなく、全国的な規模で行われる臨床共同研究や新しい制癌剤の開発に欠かせない治療研究に沖縄病院の積極的な参加が常に求められており、10年前には想像さえできなかったことである。

肺癌診療の歩み

当病院の肺癌診療体制の確立までに幾つかの紆余曲折はあったが、呼吸器内科および胸部外科医師相互の連携によるチーム医療が行われており、癌の治療に欠かせない集学的治療も軌道に乗っている。当病院のスタッフの他に琉球大学医学部放射線科および第2病理学教室の全面的な援助を得て、診療に万全を期している。

肺癌診療機器もこの10年間に次第に整備され、コバルト60照射・核医学診断（ＲＩ）・全身ＣＴスキャン等に続いて１９９０年からリニアックによる電子線照射が開始された。

沖縄県内の肺癌診療を取り巻く環境も次第に変わりつつある。その中で最も注目されるのは、検診制度が次第に軌道に乗ってきたことであろう。

肺癌の発見動機別症例数をみると、１９８０〜１９８５年の検診発見肺癌が32・３％であるのに対して、１９８６〜１９８８年では41・３％に増加している。それに伴ってＩ期肺癌症例数も、１９８０〜１９８６年では26・６％であったが、最近2年間（１９８７〜１９８８年）では35％に増加している。

肺癌検診に喀痰細胞診が導入されて以来、肺門部早期肺癌に遭遇する機会が増えており、とくに１９８７年以降に増加が著しい。

現在、国療沖縄病院の呼吸器疾患担当医師は肺癌検診の胸部Ｘ線写真二重読影に協力しているが、今後も検診の普及と精度管理の向上のために、肺癌検診実施機関との連携を密接にして肺癌の早期発見と治療成績の向上を図りたい。

なお、治療面でも早期肺癌の増加に伴って肺機能温存を目的とする気管・気管支形成術症例の増加など、手術手技の向上も著しい。

臨床研究

次に肺癌の研究面に触れたい。研究成果の学会発表は年を追って盛んになり、海外や全国規模の学会での活躍は高く評価されており、沖縄病院全体の質の向上と活性化に結び付いている。私は国立療養所肺癌研究会の一員として毎年、数多くの臨床研究を共同で行って肺癌学会総会などを中心に発表しているが、それ以外に我々が参加した全国あるいは九州地区での共同研究を年度順に並べると、現在進行中の研究も含めて次のようなものがある。

①西日本肺癌手術の補助化学療法第1～3次研究（1982～1988年）
②厚生省癌研究助成金「日本における肺癌増加の阻止に関する総括的研究」（米山班）（1983年）
③肺癌免疫研究（早田班）（1983年）
④九州肺癌化学療法研究（1983年）
⑤肺癌免疫化学療法共同研究（大島班）（1984年）
⑥肺癌術後免疫化学療法研究（唐沢班）（1985年）
⑦原発性肺がん治療時の白血球減少症に対するセファランチン臨床試験（1985年）
⑧厚生省癌研究助成金「固形がんの集学的治療の研究」（下山班）（肺癌外科グループ）（1986年）
⑨厚生省癌研究助成金「肺がんの集団検診の正確な評価に関する研究」（成毛班）（1987年）

⑩カルボプラチン第Ⅱ相臨床試験（１９８７年）
⑪沖縄県における肺癌発生と関連要因に関する研究（大野班）（１９８７年）
⑫ＤＪ－７０４１第Ⅲ相二重盲検比較試験（１９８８年）
⑬肺の扁平上皮癌に対するＮＫ４２１の二重盲検試験（１９８８年）
⑭肺小細胞がん免疫化学療法研究（１９８８年）
⑮九州肺癌補助化学療法研究（１９８９年）

学会認定制度

各種学会の認定医制度が次第に定着しつつあるが、これに伴って我々も指導医の資格をとるなどの努力をした結果、沖縄病院では現在までに呼吸器疾患診療施設として次のような認定を受けている。

①日本胸部外科学会指定施設（１９８３年）
②日本気管支学会認定施設（１９８７年）
③日本呼吸器外科学会関連施設（１９８９年）

なお、１９９０年から発足する予定の日本胸部疾患学会認定施設には、内科系・外科系ともに申請手続きを終了し、今は審査結果を待っている段階である。

最近、沖縄病院での卒後研修を希望する若い医師が増えているので、今後は学会認定制度に沿って沖縄病院の充実を図る必要がある。このような認定を受けるには、スタッフ医師の業績の積み重ねが最も大切であるが、その他に症例の確保、診療内容の充実、施設面の整備などが前提条件になっている。

おわりに

最後に我々が肺癌診療に本格的に取り組み始めた1980年当時を想起したい。当時の沖縄病院は国立療養所金武保養院の閉鎖による移転直後の混乱もあって、入院患者の確保に大変な苦労があったと聞いている。結核患者の減少は時代の趨勢であって、この流れに抗することは、如何ともし難い情勢であり、結核に代わる新たな診療の重点の一つに肺癌を据えたことは、いろいろな評価はあろうが、一応の成功を収めたと言ってよいと思う。診療の第一線でこのような役割を果たせたことに我々は誇りを持つと同時に、指導・協力を惜しまれなかった関係当局と沖縄病院の全職員に感謝したい。

しかしながら、病院を取り巻く現在の情勢が非常に厳しいことも事実である。今までの肺癌診療について培われた貴重な体験と実績を無駄にすることなく、1980年当時の原点に立ち返り、衆知を集め、肺癌の早期発見、早期治療を目指して一層の努力を傾注したい。

（国療沖縄病院医学雑誌　1990年3月号「巻頭言」）

沖縄県の肺癌対策への提言

沖縄県の悪性腫瘍による死亡原因の第一位は肺癌で、年々増加の傾向を示し、その勢いは止まるところを知らない。わが沖縄病院で1990年の1年間に新たに原発性肺癌と診断された患者は160名を数える。このような現状に鑑み、県民の健康を守るために効果的な肺癌対策の確立を急がなければならない。

肺癌症例の変遷

10年前の1981年に全国に先駆けて沖縄県の肺癌死亡が胃癌死亡を超えて以来、その格差は年々開き、昨年は県内で311人が肺癌のために死亡している。

過去10年間に沖縄病院で確定診断を下した原発性肺癌1136例について発見動機をみると、最近4年間（1986－1989年）ではそれ以前の6年間（1980－1985年）に比較して検診発見例が増加している。進行度別に肺癌症例数をみると最近3年間（1987－1989年）でもⅢ・Ⅳ期の進行癌が60%を占めるが、それ以前の7年間（1980－1986年）に比べると減少し、それに代わってⅠ期症例数が増加している。

特に以前にはほとんど経験しなかった肺門部早期肺癌が、最近の検診の普及とともに少数ではあるがI期肺癌の中で次第に増加している。これらの事実は、肺癌対策の将来にわずかな燭光が見えてきたことを意味する。

今後の肺癌対策を考える上で肺門部早期肺癌は多くの問題を含んでいるので、ここに焦点を当てて考察する。

肺門部早期肺癌の特徴

肺門部早期肺癌は喫煙指数４００以上のヘビースモーカーに多く発生し、自覚症状の多くは血痰で、咳が続いていることもある。胸部X線写真では異常の無いことも多く、例えあっても微小な2次変化を認めるに過ぎない。

胸部X線写真のみに依存していては肺癌早期発見の機会を失うことになるので、喀痰細胞診によって早期に癌細胞を見つける必要がある。したがって肺門部早期肺癌発見に果たす細胞診の役割は重大である。

肺門部早期肺癌は中枢部の太い気管支に限局して発生するので、気管支鏡検査による生検が容易で、殆どの症例が扁平上皮癌と診断され、治療によって治癒が可能である。

肺門部早期肺癌の背景

沖縄病院で切除して病理学的に確定診断が下された肺門部早期肺癌は27例で、４例の女性を含む。60歳代に多く見つかっている。肺門部早期肺癌発見に対する喀痰細胞診の貢献度が高いのは、胸部X線写真に異常を示さない例が多いことから当然の帰結である。喫煙指数６００を超える例が多く、病理組織型のほとんどが扁平上皮癌で占められていることから、喫煙の影響の大きさが注目を引く。

肺門部早期肺癌と多重癌

27例の肺門部早期肺癌中、６例に多重癌（多発癌・重複癌）の合併がみられ、同時性が2例、異時性が４例であった。何れの症例も肺門部早期肺癌発見の前後5年以内に診断されている。予後を決定するのは、結局はこれらの2次癌、３次癌であるが、肺門部早期肺癌の診断に当っては、重複癌の存在に気を付けるとともに、切除後も重複癌の発生を念頭に置きつつ、経過観察を慎重に行うべきである。

肺癌対策はどうあるべきか

以上の視点に立って今後の肺癌対策について次の5項目を採り上げた。

①一次予防、特に喫煙対策の徹底

沖縄県環境保健部長も行政施策の中で禁煙運動を進めることを明言しているが、医療関係者の地道な努力に期待したい。県内の肺癌患者の大半の治療を担当している沖縄病院で、禁煙に対する職員の積極的な協力が不可欠である。

②肺癌検診の精度管理の向上

沖縄県成人病検診管理指導協議会で審議し、沖縄県側に助言を行っている。都市部の検診受診率が極めて低いので、自治体側の強力な推進を期待したい。

③細胞診検診技術者の養成・確保

毎年、細胞診従事者研修会が行われ、沖縄病院の専門家も指導者として積極的に参加している。子宮癌検診と異なり、肺癌検診の細胞診は比較的新しい分野であるので、この方面の従事者は全国的に不足しており、その確保のために行政措置が必要であろう。

④検診実施機関と専門病院との間の有機的な連携

現在、沖縄県で肺癌検診に携わっている機関には、県立7保健所のほか、予防医学協会、結核予防会県支部があるが、一部の公立及び民間の病院や地区医師会でも積極的に取り組まれている。これまでも沖縄病院の医師は検診実施機関でフィルム読影に協力するとともに発見された症例の精密検査を引き受けているが、今後も良好な協力関係を保ち続けることが極めて大切である。

⑤**多発癌の発生を念頭に置いた慎重な経過観察**

早期癌治療後の経過は一般に良好であるが、長期生存が得られれば、第2・第3の癌が発生する危険性も高くなる。従って癌を早期に発見して治療すればするほど、経過観察はますます慎重でなければならない。

（国療沖縄病院医学雑誌　1991年3月号「巻頭言」）

他人の健康まで奪わないで

今回の表題「他人の健康まで奪わないで」は、間接禁煙の悪影響を採り上げた結核予防会作成のポスターに掲げられている標語である。

このポスターには、立ち上る紫煙に顔を曇らせる若い女性の表情が描かれている。

3年ほど前の本誌「海邦1988年3月『喫煙始末記』特集号」に「禁煙のきっかけ」と題する拙文を掲載し、「たばこ病」について簡単な解説を試みたが紙数の都合で「間接喫煙」については言及しなかった。

喫煙者が吸うタバコの煙が室内に漂い、タバコを吸わない人が知らず知らずのうちにタバコの煙を吸ってしまうことを「間接喫煙」、もしくは「受動喫煙」と呼んでいる。しかし最近では「強制喫煙」とも言われるようになった。これはタバコを吸わない人が他人の煙を「強制的」に吸わされている、という考え方から出た言葉である。ここまでくると間接喫煙は人権侵害である。

最近、「ベランダスモーカー」や「ガーデンスモーカー」、あるいは「ほたる族」という言葉をよく聞く。妻や子供に責められて、家の中で今までのように勝手に喫煙できず、やむを得ず屋外で吸っている夫や父親の様子を表現した言葉であろう。

間接喫煙の及ぼす健康被害が明らかになって以来、愛煙家を取り巻く環境、特に公共の場での喫煙に対する規制は、ますます厳しくなってきた。

日本では、病院待合室での禁煙に続き、新幹線の禁煙車増設、地下鉄ホームの全面禁煙など、喫煙規制が次第に広がってきた。

１９９０年8月から日本航空では飛行時間が2時間以内の国内線全席の全面禁煙に踏み切った結果、タバコを自由に吸えるのは12路線だけとなった。その内の11路線が沖縄を発着する便である。残りは札幌～福岡間の1便があるに過ぎない。肺癌死亡率が全国一高い沖縄を発着する機内で喫煙者が優遇されている現状は、皮肉としか言いようがない。すべての沖縄線が一日も早く全面禁煙に踏み切り、「タバコ汚染航空路線」を解消してもらいたい。

タバコをくゆらせた場合、火が付いた部分から立ち上る煙を「副流煙」、タバコの吸い口から喫煙者が吸い込む煙を「主流煙」と呼んでいる。副流煙にはアンモニアなどの刺激性ガスが多く、タール、ニコチン、一酸化炭素なども2〜3倍高い濃度で含まれている。非喫煙者は常習の喫煙者に比べて副流煙に含まれる毒物に対する抵抗力が弱いと言われているので、事態は益々深刻である。

間接喫煙問題の議論が世界的に高まるきっかけを作ったのは、10年前に東京の予防がん学研究所の平山博士が「喫煙する夫を持つ非喫煙の妻の肺癌リスクは高い」と題する論文を発表してからである。私達の病院でも、ヘビースモーカーの夫と非喫煙の妻がともに肺癌のために悲劇的な結末を迎えるという例を何件か経験している。

その平山博士が、かつて沖縄の学会で講演された時、喫煙者は毒蛇「ハブ」と同じで危険だから、なるべく近寄らない方が安全であると冗談に紛らわして警告されていたことを思い出す。夫の喫煙によって妻に高まるリスクは、肺癌だけに留まらず、心臓病、乳癌も明らかに増えることが報告されている。

日本では、間接喫煙による死亡が、アメリカより人口割りにして多いことが知られている。その理由として、日本ではアメリカに比べて男性喫煙率が著しく高いこと、喫煙マナーが悪いこと、狭い家（いわゆるウサギ小屋）に居住していること等が挙げられている。

喫煙している親を持つ家庭の子供は呼吸器疾患、とくに小児喘息の罹患率が高く、学校の病欠日数が多いという報告がある。とくに母親が喫煙する場合にその影響は著しく大きい。母親は父親に比べて家庭内で子供に接する時間が長いからである。

妊娠中の女性の喫煙で最も強い影響を受けるのは胎児である。これは胎児にとって逃れることのできない強制喫煙であり、有害物質を含み酸素濃度の低い血液が胎盤を通して胎児に送られる。一本のタバコが母親と胎児の２つの命を危険に晒しているのである。

妊婦の喫煙によって早産・流産・死産が増加し、たとえ生まれても低体重児や未熟児の頻度が高くなり、障害児が生まれる危険も高い。女性の喫煙は子孫にまで悪影響を及ぼしていることを知るべきである。

職場でも、妊婦の傍らで平気でタバコを吸っている無神経で思いやりのない男性をよく見かける。喫煙マナーの欠如した男性同僚のために間接喫煙の被害に悩まされている女性職員に、同情の念を禁じ得ない。今こそ立ち上がって窓を大きく開け、換気を良くしよう。

（「海邦」　１９９１年４月号）

講演会　肺癌の早期発見、とくに肺門部早期肺癌について

〈講演〉源河圭一郎
〈日時〉1992年7月30日㈭　午後7時30分
〈場所〉那覇市医師会館2階ホール

先生方には大変お忙しいにもかかわらず、多数お集まり頂きましてありがとうございます。今夕は私たちの日頃の診療の現状についてご報告申し上げるとともに、いま沖縄で増えております肺癌について現在の問題点が何であるかを、私達の経験に基づいて明らかにしたいと思います。1時間ほど、喋らせていただきます。

死因の特徴

沖縄県環境保健部発表の人口動態統計によりますと、県民の死因のトップは悪性腫瘍で、心疾患がこれに続いています。従来、3位であった脳血管疾患は減少して、肺炎および気管支炎に3位の座を譲りました。

1991年の日本における悪性腫瘍による死因をみると、最も多いのは男女とも胃癌です

が、その頻度は横這いから減少に転じています。ところが沖縄県の場合、死因のトップは肺癌で、人口10万人当たり30名を突破して、第2位の胃癌との格差は年々大きく開いています。全国に先駆けて沖縄県で胃癌と肺癌の死亡率が逆転したのは今から10年前の1981年のことでした。

沖縄県は癌による死亡が全国で最も少ない県です。癌に限らず、心臓病も脳卒中も含めて、すべての年齢調整死亡率が男女とも全国で最も低い県になっています。しかし、肺癌については男女とも全国で最も多いのです。

沖縄病院の肺癌

私たちの病院の原発性肺癌患者数は、年々増加しています。特に、私がこの病院に赴任してきた1980年からどんどん増えてきて、1990年には新患としての肺癌患者数が年間160人に達しました。この数字は九州管内の国立病院の中で上位にランクされ、全国的にみても肺癌患者数の最も多い病院の一つになりました。

肺癌患者は男女ともに60歳代、70歳代に多くみられ、最近では80歳以上の高齢者も珍しくありません。

私が着任してからの12年間を、前半の6年（前期）と後半の6年（後期）に分けますと、検診発見肺癌症例は、後期で増加しています。その分だけ自覚症状発見肺癌症例が減ってきています。肺癌検診の有効性については、いろいろな意見がありますが、検診発見群は自覚症状発見群に比べて高い生存率を示していますので、検診で早期の肺癌を見つけることは大切であると思われます。

私達の病院に限らず、肺癌を扱っている医療施設を受診する患者さんは、進行肺癌が多数を占めています。すなわち7割がⅢA・ⅢB・Ⅳ期の進行癌で、比較的早い時期のⅠ・Ⅱ期は3割に過ぎません。ⅢA・ⅢB・Ⅳ期を減らしてⅠ・Ⅱ期を、いかに増やすかということが、肺癌検診の今後の大きな課題であります。

次に肺癌の発見動機と臨床病期との関係をみますと、検診発見群の中にはⅠ期が50％以上含まれていますが、自覚症状発見群にはⅢA・ⅢB・Ⅳ期の進行癌が多く、Ⅰ期は僅か10％程度しかありません。老健法検診の目標もⅠ期肺癌を50％以上見つけることになっています。早期発見の肺癌がもっと増えてこないことには、肺癌イコール「不治の病」と言うイメージを払拭することが、なかなかできません。しかし、最近では関係者の努力もあって、早期肺癌は、僅かではありますが増えてきています。

喫煙と肺癌

喫煙と肺癌との関係については非常によく知られていますが、私達の病院の肺癌患者について調べました結果、男性の喫煙者（過去に喫煙していた者を含む）は95％以上になります。女性の場合は、非喫煙者が過半数を占めていますが、喫煙者（過去に喫煙していた者を含む）も25％程度にみられます。一般社会人の女性喫煙率15％に比べて高い数字ですので、肺癌に罹患する女性の喫煙率は高いと言わざるを得ません。

かつて私が沖縄県医学会の「喫煙シンポジウム」で報告したところですが、肺癌の中でも小細胞癌と扁平上皮癌では、喫煙による相対危険度が非常に高いことが示されました。すなわち、非喫煙者の相対危険度を1としますと、8～9倍も高くなっています。因みに腺癌の相対危険度は2倍弱でした。つまり、小細胞癌と扁平上皮癌では、喫煙との関連が特に深いということができます。

世界の先進国の中で、日本人男性の喫煙率は、ずば抜けて高く、66％を示しています。英国・米国・スウェーデンなどの諸国では男性の喫煙率は40％以下に低下しています。男女の喫煙率にあまり差がないのが、諸外国の特徴です。日本人女性の喫煙率は最近、増加傾向にあるとはいえ、諸外国に比べると低いといえます。

肺癌の発生部位

肺癌の発生部位別に「中心（肺門）型肺癌」と「末梢（肺野）型肺癌」の2つに分けてお話を進めたいと思います。肺癌は症状も組織型も極めて多彩ですが、それは中心型と末梢型では、症状も組織型も異なることにその一因があると言ってもよいと思います。

中心型肺癌は日常の気管支鏡検査で直接、腫瘤を見ることができることが多く、気管支鏡の可視範囲に発生する癌と言って差し支えありません。

肺癌の病理組織型

現在、治療上の便宜から肺癌の組織型を小細胞癌と非小細胞癌に2大別することがよく行われています。

非小細胞癌の中に扁平上皮癌、腺癌、大細胞癌の3組織型が含まれます。小細胞癌は悪性リンパ腫や白血病のような全身性疾患であるとの見地から、主に化学療法が行われており、非小細胞癌は、どちらかといえば局所性疾患としての治療に重点が置かれているといえます。

小細胞癌は従来、非常に発育が速く予後不良と言われてきましたが、化学療法や放射線療法に対する感受性が高く、最近では化学療法だけで5年生存を達成する症例も決して少なくありません。

非小細胞肺癌の治療は手術が第1選択になりますが、進行癌の多い現在、内科的治療に依存しなければならない症例が半数以上を占めています。

次に私どもの病院の病理組織型別にみた肺癌症例をお目にかけます。

男の場合は扁平上皮癌が優位でしたが、次第に腺癌が増加して、両者の頻度の差が縮まってきました。近年の腺癌の増加は世界的な現象で日本も例外ではありませんが、沖縄でも同様な傾向が見えてきています。

女の場合は圧倒的に腺癌が優位です。腺癌は肺野型の肺癌に多くみられ、女の肺癌の大部分は肺野型腺癌です。女では扁平上皮癌は少ないのが通例です。

小細胞癌に性差はみられませんでした。

肺癌の自覚症状

肺癌は中心型と末梢型では症状に大きな差があります。中心型は自覚症状が出やすく、末梢型では症状が出ないことがよくあります。中心型で最も多い自覚症状は咳・痰・血痰などで、末梢型では無症状が最も多くなっています。

従って末梢型肺癌は、検診で偶然に発見されるチャンスが非常に多いことになります。中心型肺癌は自覚症状を訴えて直接医療機関を受診して発見されるケースが多いのです。

中心型肺癌に時々見られる上大静脈閉塞症候群について、1症例をご報告いたします。

右肺上葉発生の癌が傍気管支リンパ節に転移して大きく腫大した結果、上大静脈の狭窄~閉塞を生じ、上半身からの血流が右心房に還流できなくなって顔面、両上肢の強い浮腫を来していいます。この状態がしばらく続きますと、側副血行路ができて胸壁の浅在性静脈が拡張してきます。

今まで着られていたワイシャツの第一ボタンがかけられなくなり、浮腫のために首周りが太くなっていることに気づいたことで肺癌が発見されるという、上大静脈閉塞症候群の典型的な症例がありました。

次に末梢型肺癌に時々みられるパンコースト型肺癌の症例をお目にかけます。肺尖部に発生した肺癌が、胸壁側に向かって進展する結果、上部肋骨、上腕神経叢に連続性に浸潤し、激しい胸痛、上肢痛を来します。上胸部の星状交感神経節にも浸潤していきますので、ホルネル症候群が出現します。

発生部位との関連は不明ですが、太鼓ばち状指（趾）も肺癌患者に時々みられる所見です。太鼓ばち状指（趾）は先天性心疾患や肝疾患に伴うことはよく知られていますが、これがきっかけになって肺癌が見つかったという報告もあります。原発巣を切除すれば太鼓ばち状指（趾）も消失するとの報告がありますが、私はそのような例を経験していません。

肺門部早期肺癌

私達の病院の肺癌患者の70％が臨床病期ⅢA・ⅢB・Ⅳ期の進行肺癌で占められていることは前述の通りであります。このような患者さんばかりを診ていたのでは肺癌の治療成績はいつまで経ってもよくならない、もっと早い時期の肺癌を見つける必要があるということで、老健法による肺癌検診に期待しています。このような観点に立って最近、経験する機会が次第に増えている肺門部早期肺癌についてしばらくの間、お話を進めてみたいと思います。

早期肺癌も、「肺門部（中心型）早期肺癌」と「末梢型早期肺癌」に分けて考えなければなりませんが、本日は肺門部早期肺癌に限ってお話させていただきます。その理由は、末梢型肺癌の定義が未だ学会で確立していないからであります。

さて、肺門部早期肺癌の定義を箇条書きにしてお示しします。
①区域気管支までの太い気管支に原発した肺癌
②腫瘍は気管支壁内に限局している
③リンパ節転移、遠隔転移がない
このような肺門部早期肺癌の切除例を、私達の病院で今までに32例経験しております。50歳以上の男で喫煙指数（1日の喫煙本数×喫煙年数）600以上のヘビースモーカーに多くみられます。

自覚症状として、血痰が最も頻繁にみられます。早期癌ですので非常に小さく、胸部X線写真に写らないことが多く、写るとしても癌そのものが写っているのではなく、早期癌のために気管支内腔が狭窄を来して末梢側に微細な2次変化を生じたためです。

肺門部早期肺癌では癌細胞が剥離して喀痰中に出てくる確率が非常に高く、喀痰細胞診が診断の有力な決め手になります。

中心部の太い気管支に発生しますので、病理組織診断はほとんど扁平上皮癌です。切除によって100％近くが治癒すると言われています。

ここで肺門部早期肺癌の症例を提示します。61歳男で咳を訴えている症例です。喀痰細胞診検診で「E」、扁平上皮癌と判定されました。「E」とは悪性細胞を示しています。しかし同時期に撮影された胸部X線写真に異常を認めません。喫煙指数800のヘビースモーカーです。病巣の局在診断のためにファイバー気管支鏡検査を行いましたが、腫瘍を見つけることができませんでした。

喀痰細胞診陽性で胸部X線写真に異常なく、気管支鏡で病巣を確認できなかったので、全気管支擦過細胞診を行う事にしました。右上・中・下、左上・下の各肺葉気管支領域で擦過細胞診を行い、右下葉気管支から採取した検体（気管支粘液）から悪性細胞を検出しました。

繰り返し行った細胞診の結果も同じでしたので、右肺下葉に癌の局在があると診断し、右肺下葉切除術を実施しました。切除標本をみても病巣がよくわからず、病理の先生に連続切片を作ってみていただいた結果、右下葉気管支B6粘膜に表在浸潤型の中分化扁平上皮癌が見つかりました。

深達度から見て気管支軟骨に達しない肺門部早期肺癌と確定診断がつきました。もちろんリンパ節転移もありません。病巣以外の気管支粘膜上皮は広い範囲に前癌状態とも言うべき扁平上皮化生を示していました。この化生部分から将来、第2・第3の癌が発生する危険も否定できません。

もう1例、症例をお目にかけます。

70歳男です。喀痰細胞診で「D」と判定され、経過観察を行うことになりました。「D」は高度異形細胞が検出されたことを示しています。胸部X線写真に異常なく、気管支鏡検査でも腫瘍を認めません。

数か月おきに喀痰細胞診を繰り返し実施しておりましたが、1年以上も経過してから「E」(悪性細胞)が検出され、気管支鏡検査を直ちに行った結果、左下葉の区域気管支B10分岐に発生した腫瘍を発見しました。左肺下葉切除を行い、病理学的に気管支壁内に限局した中分化型扁平上皮癌と診断され、肺門部早期肺癌であることが確かめられました。

このように喀痰細胞診で「D」(異形細胞)が見つかった場合は、定期的に喀痰細胞診を行うことによって、肺門部早期肺癌を発見する努力を続けるべきです。

ここで肺門部早期肺癌の発見の手掛かりとなる胸部X線写真に写る2次陰影についてお話しします。

2次陰影の代表が無気肺です。中枢部に発生した腫瘤は写りませんが、腫瘤によって閉塞した気管支のために肺胞領域の含気が失われる結果、無気肺が生じます。この他に閉塞性肺炎を来すことも多く、繰り返す肺炎は肺癌を疑ってかかるべきであります。

ここで私達の病院の肺門部早期肺癌の臨床像を纏めておきます。現在までの自験例32例の内訳は、男28例、女4例で、発見時年齢のピークは60歳代です。喫煙指数は高く、2例を除いて600を超えています。組織型は大部分が扁平上皮癌です。発見動機は過半数が喀痰細胞診で見つかっています。次いで自覚症状ですが、その中で血痰の占める頻度が最も高くなっています。胸部X線写真で発見されたのは、僅か2例でした。その胸部X線写真ですが、肺門部早期肺癌32例中、22例までが正常でした。異常陰影の10例は、いずれも2次陰影でした。

肺門部早期肺癌の特徴を一言で表現すれば、「胸部X線写真無所見、喀痰細胞診陽性」という事になりましょうか。

32例の肺門部早期肺癌の発生部位は、左右ともに上葉気管支の入口部が最も多いようです。右下葉気管支にもかなりありました。

32例の肺門部早期肺癌すべてを切除しましたが、殆んど1肺葉切除です。肺門部早期肺癌は非常に小さい上に表層を薄く浸潤する傾向がありますので、手術の時に肉眼的に癌と正常気管支粘膜との境界が判然とせず、術後に病理学的に切除気管支の断端が腫瘍細胞陽性と判明する場合があります。私達の症例にも5例の断端陽性例があり、その中の4例に対して術後放射線療法を行い、いずれも再発の兆候なく、経過良好です。早期癌ですので、例え癌組織が遺残してもそのボリュームは僅少で、照射によって癌細胞は完全に死滅したものと思います。

多発癌・重複癌

肺門部早期肺癌は予後が極めて良く、長期生存の可能性が高いのですが、多発癌ないし重複癌の合併が高率にみられ、経過を追跡する上で大きな問題になっています。

私達の病院の32例中、8例に多発癌ないし重複癌の合併がみられました。結局、肺門部早期肺癌の予後を左右するのは、あとから発生してくる第2、第3の癌であるといえます。したがって、早期の肺癌が見つかるようになったことは大変喜ばしいのですが、それに伴って癌治療後の経過観察に一層の慎重さが求められるようになりました。

肺門部早期肺癌の患者の気管支粘膜は、重喫煙の影響を直接に受けて前癌状態とも言うべき高度扁平上皮化生を起こしていることが稀ではありませんので、左右の肺葉気管支のどこから新たな肺癌が発生しても不思議ではないのです。

肺癌検診はいかにあるべきか

肺癌の早期発見は容易ではありませんが、胸部X線写真の読影に際してはもちろんのこと、どんな場合でも常に肺癌の存在を念頭に置くことが必要であります。

また、確定診断がつかない限り、最後まで肺癌の疑いを捨ててはいけません。私自身に対する反省の念を込めて、このように考える次第です。

肺癌検診の目標としてⅠ期肺癌が発見症例の50％を超え、かつ切除率も50％以上でなければならないと厚生省の検診指針に明記してあります。

肺癌は見つけっ放しでは駄目で、発見症例がどのような治療を受けているかを追跡することも検診事業の重要な作業で、ここでも精度管理のあり方が問われることになります。

肺癌検診の実際を簡単に述べることにします。

まず、問診で高危険者群（ハイリスクグループ）と非高危険者群とに分けます。

非高危険者群に対しては胸部X線写真を撮影しますが、高危険者群（ハイリスクグループ）、すなわち50歳以上の男女で、喫煙指数６００以上、あるいは40歳以上で6か月以内に血痰がみられた場合は、胸部X線写真に加えて喀痰細胞診を併せて行うことになっています。

胸部X線写真で見つかる肺癌は主として肺野末梢部の腺癌です。しかし、肺野末梢部の扁平上皮癌も時々みられますので、すべてが腺癌というわけではありません。喀痰細胞診で見つかる肺癌は、肺門部に発生する扁平上皮癌の頻度が高くなります。

なお、高危険者群（ハイリスクグループ）には、前述のように50歳以上の男女で喫煙指数６０0以上、あるいは40歳以上で6か月以内に血痰がみられた場合の他に有害粉塵作業の従事者、例えばアスベスト（石綿）、重クロムなどを取り扱う職種や、癌多発傾向のある家系等も含まれます。

肺癌検診は従来、胸部X線間接写真を柱とする結核検診を利用し、それなりの成果を挙げてきました。とくに肺野末梢部肺癌の発見において然りであります。

しかし、肺門部早期肺癌の発見に関しては、結核偏重の知識のみでは役に立たないことが指摘されております。とくに2次陰影の読影が重要で、わずかの変化を見逃さない細心の注意が肝要であります。

また、胸部X線写真に異常が無いからといって安心してはいけません。肺門部早期肺癌の多くがX線写真に何の異常所見も示しませんので、喀痰細胞診を行うことの意義が極めて大であります。

肺癌検診では、胸部X線写真の二重読影と比較読影を行うことが重要です。二重読影とは2人の医師が独立して写真を読むことで、比較読影とは写真に異常を認めたら前回の胸部X線写真を取り出して読影することです。このことは肺癌検診の精度を高めるために、是非とも実行すべきであります。

末梢型肺癌の特徴を挙げてみますと、胸部X線写真に映し出されていても、肺癌と診断を下すのは必ずしも容易ではないのです。腺癌が多く、したがって女性に多く、喫煙との関係が必ずしも明らかではないのです。

初期には自覚症状がほとんどありません。しかし、いったん症状が出ると進行が速く、遠隔転移も起こり、治療が非常に難しくなります。

末梢型肺癌の胸部X線写真の読影について注意すべき点として、フィルム上の死角ないし盲点があるということです。例えば心臓の後に癌があって見えにくかったり、鎖骨・肋骨・肩甲骨などの骨に重なると、見落としやすくなります。そのほか、横隔膜や肋骨の交差部分、乳房に重なると、読影が難しくなって見落としの原因になります。

なお最近は、「見落とし」という言葉を使うと、一般の人に誤解を与えることがありますので、「発見困難」と言い換えることが推奨されています。

しかし、何といっても一番大切なことは、良質の胸部X線写真を撮影することです。ここからすべてが始まります。

肺癌検診の進め方について触れさせて頂きます。まず問診を行って受診者を高危険者群（50歳以上の男女で喫煙指数600以上の人）と、そうでない非高危険者群の2群に大別します。

高危険者群に対しては胸部X線写真撮影だけでなく、喀痰細胞診を併せて行います。胸部X線写真で肺門部に異常があったり、喀痰細胞診陽性であれば、すぐにファイバー気管支鏡による病巣の局在診断を行います。胸部X線写真で末梢肺野の病変があればTBLB（経気管支鏡肺生検）や経皮肺生検をX線透視下に実施します。胸部X線写真や喀痰細胞診で異常が無ければ、次回の検診（6か月または1年後）を受けるようにします。

肺癌検診が効率的に行われているか、発見された患者や要精密検査となった被験者がきちんと医療機関を受診しているか、患者がどのような治療を受けたかを正確に把握する事は極めて大切です。

「やりっ放し検診」は弊害だけで、それこそ「百害あって一利なし」です。沖縄県生活福祉部の長寿社会対策室には、成人病検診管理指導協議会があって、その中の肺癌部会が肺癌検診の精度管理について指導的な役割を担っています。

私達が今、実施していますのは検診、すなわち胸部X線写真と喀痰細胞診を含む2次予防ですが、禁煙を中心とする1次予防の重要性は今更、申し上げるまでもありません。那覇市医師会は1次予防にも熱心に取り組んでおられることに敬意を表して、私の講演を終わりたいと思います。ご清聴ありがとうございます。

質疑応答

司会（屋良勲先生） 源河先生、どうもありがとうございました。今夜は医師会長に所用がありますので、私が後を続けさせていただきます。折角の機会ですから、どなたかご質問がございましたら、先生にお答えしていただきたいと思います。
今、那覇市医師会では煙草を吸わないようにということで努力はしているのですけれども、なかなか禁煙が守られないような状態ですが、どなたかご質問はございませんか。

質問　先程の経皮的肺生検ですが、合併症としての気胸の発生率と生検針について教えて下さい。

回答　合併症としての気胸に重篤なものはなく、軽い気胸は時々起こりますが10％程度と思います。ほとんど安静のみで再膨張が得られています。

気胸と並んで多い合併症は血痰です。大量の喀血に至る場合もあると聞いていますが、私達はそのような例を経験していません。ただし、血痰の量が多い場合は、安静にして経過を観察します。外来患者の場合は入院していただきます。

それからどのような針を使っているかというご質問ですが、現在私達の病院ではシュアーカット臓器生検針、トルーカット生検針、東京医大式細胞診穿刺針、成毛式生検針などを使用しています。

質問　沖縄県で肺癌が急激に増えているというお話でございましたが、その原因がどこら辺りにあると先生はお考えでしょうか。

回答 そうですね、非常に急激に増えているとは思いませんが、特に男性の場合、沖縄県では肺癌が多発していることは明らかです。その最大の原因として、どなたでも思い浮かべる喫煙が挙げられますが、それ以外の要因も補助的に絡んで何らかの影響を及ぼしているのではないかと考えられます。

つまり食習慣を始めとする生活様式とか、生活習慣などが関わっていると思います。

このような観点から私達は症例対照研究を疫学の専門家と協力して行っています。結論が出るのは少し先になりますが、何らかの手掛かりが得られるのではないかと期待しています。

ただ沖縄県の胃癌の調整死亡率は全国水準の半分程度ですから、沖縄では肺癌が非常に目立っていることは確かで、全国のトップを切って肺癌死亡率が死因の1位になったのは、肺癌が多かったというよりは、むしろ胃癌が少なかったということの方が大きいと考えています。

沖縄に肺癌が多い理由の一つとして元・国立がんセンター疫学部長の平山雄先生は、喫煙開始年齢の早いことを強調されました。

今はそうではありませんが、かつての沖縄は上級学校進学率が低く、中学卒のまま社会に出て未成年時代に喫煙の習慣に染まってしまうというわけです。

日本本土復帰前から沖縄銘柄の「島産煙草」があって、復帰後は日本たばこ産業に引き継がれましたが、価格が安いので喫煙人口が多いのではないかとか、米軍基地から出る莫大な量の「闇タバコ」も喫煙人口の増加を助長しているのではないかなど、いろいろ意見があります。

しかし沖縄県の喫煙人口は全国並みの水準であるとの報告があって、なかなか結論が出ません。

それから沖縄県は扁平上皮癌の多発地域でもあります。肺癌の中で占める扁平上皮癌の割合は、私達の病院の症例では次第に減少の傾向を示しているように思われますが、他府県の症例に比べると、まだまだ扁平上皮癌の占める割合は高いと言えます。

沖縄県にもともと多い子宮頸癌も食道癌も何れも扁平上皮癌ですし、耳鼻咽喉科領域の癌も扁平上皮癌の占める率が高く、沖縄に多いと言われているようです。悪性リンパ腫も多いそうです。

このように人体の防衛組織である扁平上皮組織やリンパ装置の悪性腫瘍が多いという事実は、沖縄ではそのような防衛組織に対して直接的に働く外界からの刺激作用が強い特殊な地域ではなかろうかという問題も提起されています。

質問　僕は今、50歳を少し超えまして喫煙指数も６００近くになりました。血痰は出ませんが、非常に心配になってきました。今後どのような健康管理をしたらよいでしょうか。皆さんにも大いに関係があると思うのですが。

回答　それは非常に簡単なことで、禁煙あるのみです。しかし、どんなに沢山、煙草を吸っていても全く肺癌が発生しない方がおられることも事実であります。

従って検診も今までのようではロスが多くて効果が少ないということが以前から指摘されておりました。仮に検診の際に血液を採取して、煙草を吸っても肺癌にならない人と、煙草を吸うと肺癌になる危険が高い人を遺伝子レベルで選別する方法があれば、これを検診に応用することによって効果的な肺癌検診が21世紀にできるようになるのではないかと期待しています。

今のところ、肺癌にならないようにするには禁煙以外に効果的な方法はないとお答えするしかありません。

それと、ヘビースモーカーは年に1回は肺癌検診を受け、胸部X線写真だけでなく喀痰細胞診も受けた方が良いでしょう。症状が出てからでは遅いのです。ただし、肺門部早期肺癌の症状として血痰が最も多いことは重要なことで、癌組織は非常に出血しやすく、血痰を見ると大抵の人は驚いて病院に行くことが多いようです。

質問　最近、嫌煙権の問題とか、煙草を吸うなとか、いろいろお話がある中で、煙草屋さんというのは非常に宣伝が上手でございまして、この街を通るバスにしましても、あるいはテレビのコマーシャルにしても上手でございますので、この辺りに問題があろうかと思います。

煙草を吸っておられる方の中で最近、タールの少ない製品を吸っているから心配ないとか、言っている方もございますが、タールの問題、ニコチンの問題と関係はございませんでしょうか。

回答　関係はあると思います。しかしフィルターが作られるようになってから、肺癌の発生が抑制されたという報告はありません。低タール、低ニコチンのタバコはそれなりに評価したいとは思いますが、ニコチンの血中濃度を高くするために、却って深く吸い込むようになり、末梢領域の肺野型肺癌が増加するという懸念が出てきました。

これとは別に、火のついた煙草から立ち上る副流煙に発癌物質が多く含まれることが判明して以来、間接喫煙（受動喫煙）の問題がクローズアップされています。

喫煙者本人が肺癌になっても自業自得ですが、職場の同僚、あるいは配偶者や家族に危険を及ぼさないように嫌煙権がクローズアップされてきました。公共の場所での禁煙は今後、次々と拡大され、喫煙者はますます肩身の狭い思いをするようになることでしょう。

多数の肺癌患者の治療を行っている私達の病院の職員にも喫煙者が少なからずおりまして、禁煙対策は遅々として進んでいません。しかし、一部の常習喫煙者のために職場の同室の人が煙に汚染された空気を無理矢理に吸わされているのを見過ごすわけにはいきません。

厚生省の通達で院内に喫煙室を作りましたが、煙草を吸うためにそこまで出かける職員はほとんどいないのが現状です。喫煙マナーの低下、ここに極まれりの感があります。

質問　診療の第一線で患者を診ている場合に一番困るのは、長く診ている患者の中から手遅れの患者を出すことです。

それで特に肺門部早期肺癌に関しては、先生の先程のお話にもありましたように喀痰細胞診をやると、かなり早く見つかるということですが、むしろ第一線で診る場合は、肺野型肺癌を見逃して後で大変悔しい思いをすることがあります。

その肺野型肺癌を見逃さないための胸部X線写真読影上の工夫がありましたら教えていただきたいのですが。

回答　そうですね。私達も同じ悩みを持っていますけれども、今日のお話は肺門部肺癌、特に早期肺癌のことを中心にしましたので、肺野型肺癌については殆ど喋りませんでした。

肺癌を見落とさないための秘訣のようなものはないと思いますが、私も反省の念を込めて強調したいことは、常に肺癌の存在を念頭に置くこと、肺癌であるという確定診断がつかない限り肺癌の疑いを絶対に捨ててはいけないこと、そういった当たり前のことしか言えません。

それから肺癌かもしれないけれども様子を見ようというのがよくありますが、それは非常に危険なことであると今では考えています。もう少し様子を見ようとして許される期間は長くて2か月が限度であろうと思います。

やはり異常な影は肺癌の可能性大であり、前もって最悪の事態を考えておいた方がよいと思います。良い胸部X線写真を撮影し、読影の勉強をみっちりして肺癌を見落とさないようにするには、これしかないでしょう。

司会　今日は先生、どうも長い時間ありがとうございました。沖縄県で増えているという肺癌について、皆さん心にじんときながら今日の講演を聴かれたことと思います。また、今後もいろいろとご指導いただきまして那覇市医師会のために宜しくご協力くださいますようお願いします。

（那覇市医師会報　1992年冬季号）

国立沖縄病院の肺癌の実態と検診のあり方

沖縄県の癌の疫学的特徴

都道府県別の年齢調整死亡率（1990年）によると、沖縄県は男女ともに全国で最も死亡率の低い県に属している。沖縄県男子の心臓病、脳卒中及び胃癌死亡率は全国最下位であり、女子でも、ほとんどの疾病死亡率が全国最下位であるが、肺癌死亡率だけは男女とも第1位である。

全国の部位別癌死亡数の割合は今なお胃癌が第1位であるが、沖縄県では肺癌が第1位で、2位の胃癌の約2倍となっている。

沖縄県は他都道府県に比べて胃癌が極端に少なく、肺癌が多いのが大きな特徴である。胃癌と肺癌の比をとると、全国平均では、1・10（1990年全国男性胃癌年齢調整死亡率49・5%、肺癌45・0%）と胃癌が多いのに対し、沖縄では0・46（1990年沖縄県男性胃癌年齢調整死亡率26・8%、肺癌57・8%）と完全に逆転している。

部位別癌死亡率の推移をみると、沖縄県では全国に先駆けて胃癌死亡と肺癌死亡の逆転が起こり、1981年に肺癌死亡が胃癌死亡を追い越した。その後も沖縄県では肺癌の増加が続き、2位の胃癌との差は年々拡大している。

肺癌の5年生存率は、あらゆる癌の中で最も低く、治療が最も困難な癌の一つである。国立沖縄病院の肺癌1037例の5年生存率も20%に過ぎない。沖縄県における今後の肺癌対策を進める上から、肺癌の現状を正しく理解することは何よりも大切である。

国立沖縄病院の肺癌症例

沖縄県の肺癌発生数の増加を反映して国立沖縄病院の肺癌症例数は年々増加しているが、最近の年間症例数は、病理学的に確定診断がついた新患に限ると130例内外である。この数字は九州の国立病院の中では常に上位3位以内にランクされ、全国的にみても肺癌患者が最も多い病院の一つである。

最近5年間（1988〜1992年）の肺癌633例の内訳は男473例、女160例で性比は男3：1女である。肺癌患者の年齢階級別構成は男では60歳代、女では70歳代に最も多く、最近では80歳以上の高齢者も決して珍しくない。

発見動機別に肺癌症例数を前期（1980〜1985）と後期（1988〜1992）の2期に分けると、検診発見症例は後期で増加している。すなわち前期症例681例に占める検診発見群は32・3％であるが、後期では40・4％に上昇している。

最近は検診による発見率の向上がみられ、その分だけ自覚症状発見肺癌症例が減っている。1990〜1991年の2年間の症例でみると、検診発見群ではⅠ期が56・8％を占めるのに対して、自覚症状発見群ではⅢA、ⅢB、Ⅳ期の進行癌が多く、Ⅰ期は10・4％を占めるに過ぎない。

国立沖縄病院の切除症例では、Ⅰ期の多い検診発見群の5年生存率は50％で、自覚症状発見群の5年生存率35％に比べて高い生存率を示している。肺癌検診の有用性については議論が多いが、検診発見群は自覚症状発見群に比べて高い生存率を示しているので、検診で早期の肺癌を見つけることの意義を過小評価すべきではないと考えている。

沖縄病院の臨床病期別肺癌症例数をみると、依然として進行癌が多数を占めている。すなわち前期では68％がⅢA・ⅢB・Ⅳ期の進行癌で、比較的早い病期のⅠ・Ⅱ期は32％に過ぎない。

最近の5年間に限ってもⅠ期31・4％、Ⅱ期4・4％、ⅢA期20・9％、ⅢB12・8％、Ⅳ

期30・5%となって、Ⅲ期以上の進行癌が65%を占めている。

すなわち検診発見肺癌は増加しているにもかかわらず、進行肺癌の占める頻度にほとんど変化のないことを示している。ⅢA・ⅢB・Ⅳ期を減らしてⅠ・Ⅱ期を如何に増やすかということが、肺癌検診の今後の大きな課題である。

老人保健法により肺癌検診に喀痰細胞診が採用された1987年以来、Ⅰ期の中に含まれる早期肺癌、とくに肺門部早期肺癌症例の増加がみられている。

最近5年間の国立沖縄病院の肺癌患者について喫煙歴を調べた結果、男性の場合は喫煙者（過去に喫煙していた者を含む）が95%、女性の場合は非喫煙者が過半数を占めるが、喫煙者（過去に喫煙していた者を含む）も43%にみられる。一般社会人の女性喫煙率15%に比べて肺癌に罹患する女性の喫煙率は極めて高い。

因みに世界の先進国の中で日本人男性の喫煙率がずば抜けて高く、66%を示している。英国、米国、スウェーデンなどの諸国では男性喫煙率は40%以下に低下し、男女の喫煙率にあまり差がないのが特徴である。日本人女性の喫煙率が最近、増加傾向にあるとはいえ、諸外国に比べると低い。

国立沖縄病院の病理組織型別にみた肺癌症例は従来、男の場合は扁平上皮癌が多かったが次第に腺癌が増加して、両者の頻度の差が縮まってきた。最近5年間の肺癌の病理組織型別症例数をみると、男では扁平上皮癌が46・1％、腺癌が41・7％でその差は僅かである。女では腺癌が68・7％で最も多く、扁平上皮癌は20・6％に過ぎない。

小細胞がんの頻度は男9・8％、女8・1％で性差はほとんどなかった。近年の腺癌の増加は世界的な傾向といわれて日本も例外ではないが、沖縄でも同様な傾向があるようだ。

肺癌の合併症として最も多かったのは陳旧性肺結核の50例（80％）で、活動性肺結核は8例（3・6％）であった。重複癌は23例（3・6％）で、最も多いのは胃癌との重複癌が6例、次いで喉頭癌、食道癌との重複癌が何れも3例であった。

早期肺癌

早期肺癌は肺門部（中心型）早期肺癌と肺末梢部（肺野型）早期肺癌に分類される。1980年から1992年までの13年間に国立沖縄病院で切除された早期肺癌は、肺門部32例、肺末梢部85例の計117例である。

1　肺門部早期肺癌

肺門部早期肺癌の定義は次のようになっている。

①区域気管支までの太い気管支に発生

②腫瘍は気管支壁内に限局し、外膜を超えない

③リンパ節転移、遠隔転移がない
④肺癌の組織型にとらわれない

ここで国立沖縄病院の肺門部早期肺癌切除32例の臨床像を纏める。

その内訳は男28例、女4例で、7対1の割で男に多い。発見時年齢は46歳から75歳にわたり、平均年齢は63・8歳であった。女性の腺様嚢胞癌の1例だけが非喫煙者で、他は全例喫煙歴を有し、喫煙指数600以上のヘビースモーカーが94%を占めている。

発見動機別にみると、検診発見群が20例（62・5%）で最も多く、その中で喀痰細胞診検診が肺門部早期肺癌の発見に最も大きな役割を果たし、18例（56・3%）に達した。

これに対して胸部X線検診で2次陰影が端緒となった発見は2例に過ぎなかった。

この2例は何れも気管支閉塞による2次陰影として区域性無気肺の所見を呈していた。肺門部早期肺癌32例中、22例（約70%）の胸部X線写真が正常像を示しているので、胸部X線写真による発見率が低いのは当然である。

肺門部早期肺癌の胸部X線写真の残りの30%に無気肺・肺炎などの2次陰影を認めているが、これが必ずしも発見の動機となっていない。

自覚症状発見群は12例（約37・5%）で、咳・血痰・発熱などが多くみられた。これらは何れも腫瘍による中枢気管支の刺激ないし狭窄・閉塞に基づく症状とみることができる。

胸部X線写真正常像を示した22例中20例の病巣局在診断は、気管支鏡によって直ちに可能であったが、他の2例では難渋した。その中の1例は全気管支擦過細胞診により罹患肺葉を特定し、他の1例では経時的気管支鏡検査を行って肺門部早期肺癌発見までに2年余の歳月を要した。

切除された肺門部早期肺癌の病理組織型は30例（94％）が扁平上皮癌であるが、粘表皮癌、腺様囊胞癌が各1例含まれている。

肺門部早期肺癌の内視鏡所見を腫瘤型と表層型の２つに大別した。

腫瘤型8例では診断は容易であったが、表層型24例では所見が多彩で、時に炎症、肉芽等との鑑別が困難であった。

表層型病巣で最も多い所見は、重複を厭わず列挙すると、肥厚90％、次いで不整60％、顆粒状結節50％、発赤45％、粘膜襞の消失30％の順である。

また、表層型では癌浸潤部位と正常粘膜との境界が内視鏡的に不明確な場合があり、手術に際して切除線の決定に問題を残している。

32例の肺門部早期肺癌の発生部位は右肺21か所、左肺11か所で、発生気管支別にみると、左右共に上葉気管支入口部が最も多く、次いで右下葉Ｂ６入口部に多かった。

肺門部早期肺癌32例の手術術式は、２葉切除6例を含む肺葉切除が30例で最も多く、この中の5例に気管支形成術を併用した。

いずれの症例も絶対的治癒切除を目指して手術が行われたが、肺門部早期肺癌は気管支粘膜の表層を薄く浸潤増殖することが多く、このような症例では手術時に肉眼的に癌と正常気管支粘膜との境界が判然としないことがある。

術後に病理学的に切除気管支の断端が腫瘍細胞陽性と判明したために非治癒切除となった5例中、4例に対して術後放射線照射を行ったが、何れも再発の兆候なく、経過良好である。早期癌であるので、例え癌組織が遺残してもその容積は僅少で、照射によって癌細胞は完全に死滅したものと思われた。

切除標本から肺門部早期肺癌の気管支壁深達度を測定した。深達度は容易に識別し得る既存の組織構築を基準にして5段階に分類した。

切除32例の内訳は、深達度0度（上皮内癌）5例、1度（浸潤疑）1例、2度（粘膜内浸潤）3例、3度（筋層外浸潤）11例、4度（軟骨外浸潤で外膜を超えないもの）12例で、深達度が深くなるに従って症例数が増加する傾向がみられる。

気管支軟骨に達しながら外膜を超えず、辛うじて気管支壁内に限局する症例（4度）が少なくないことが判明した。

肺門部早期肺癌は切除後の予後が極めて良く、長期生存の可能性が高いが、その診断時や経過観察中に第2・第3の癌を発見することが稀ではない。自験症例では32例中8例（25％）という高頻度で多重癌（多発癌ないし重複癌）の合併がみられた。

肺門部早期肺癌の予後を左右するのは後から発生して来る第2、第3の癌であるので、早期肺癌の診断に当ってては多重癌の合併に気を付けると共に切除後の経過観察に一層の慎重さが求められるようになった。

2　肺末梢部早期肺癌

肺末梢部早期肺癌の定義はまだ確立されていないが、次のような条件が案として採用されている。

①亜区域気管支よりも末梢に発生した肺癌
②腫瘍の直径が2㎝以下
③胸膜浸潤がなく、リンパ節転移、遠隔転移がない

国立沖縄病院で1980年から1991年までの12年間に切除された肺末梢部早期肺癌は85例で、その臨床像は男55例、女30例で女の占める比率が肺門部早期肺癌に比べて高い。

発見時年齢のピークは肺門部早期肺癌と同じく60歳代である。喫煙指数600以上のヘビースモーカーが65％を占めるが、非喫煙者も24％に達することが肺門部早期肺癌とは異なる。

発見動機は胸部X線写真によるものが92％と大部分を占める。病理組織型は腺癌の占める比率が高く73％に達するが、扁平上皮癌は27％に過ぎない。肺末梢部早期肺癌85例中、重複癌の合併は3例（3・5％）に過ぎないが、何れも肺癌を第2癌とする異時性重複癌であった。

肺癌検診

肺癌の早期発見は容易ではないが、胸部X線写真の読影に際しては勿論のこと、どんな場合でも常に肺癌の存在を念頭に置くことが必要である。また、確定診断がつかない限り、最後まで肺癌の疑いを捨てるべきではない。

肺癌検診の目標としてⅠ期肺癌が発見症例の50％を超えなければならないと厚生省の検診方針に明記され、切除率も50％以上を求められているが、沖縄病院の症例でみる限り、この目標は2つとも達成されている。

肺癌検診の実際を簡単に述べる。先ず、問診で高危険者群（ハイリスクグループ）と非高危険者群とに分ける。検診における高危険者群（ハイリスクグループ）とは、50歳以上の男女で喫煙指数600以上、あるいは40歳以上で6か月以内に血痰がみられた場合をいう。

その他に老健法検診に含まれないが、有害粉塵作業の従事者（例えばアスベスト、重クロムなどを取り扱う職種）、癌多発傾向のある家系なども高危険者群である。

検診では非高危険者群に対して胸部X線単純写真を撮影するが、高危険者群に対しては胸部

X線写真撮影だけでなく、喀痰細胞診を併せて行う。

胸部X線写真で肺門部に異常があったり、喀痰細胞診陽性であれば、すぐにファイバー気管支鏡による病巣の局在診断を行う。胸部X線写真で末梢肺野の病変があればTBLB（経気管支的肺生検）や経皮肺生検をX線透視下に実施する。

胸部X線写真や喀痰細胞診で異常がなければ次回の検診（6か月または1年後）を受けるようにする。

肺癌検診は従来、胸部X線間接写真を軸とする結核検診を利用してきたが、肺野末梢部肺癌の発見には大きな成果を挙げてきた。肺野末梢部の肺癌の多くは腺癌であるが、扁平上皮癌も時々みられる。

末梢型肺癌は胸部X線写真には写し出されていても肺癌と診断を下すのが必ずしも容易ではない。腺癌が多く、したがって女性に多いが、喫煙との関係は必ずしも明らかではない。初期には自覚症状が殆どないが、一旦症状が出ると治療が非常に難しくなる。遠隔転移も起こりやすい。

末梢型肺癌の胸部X線写真の読影について注意すべき点は、フィルムの死角ないし盲点である。例えば心臓の後の肺に癌があって見えにくかったり、鎖骨・肋骨・肩甲骨などの骨に重なると、見落とし易くなる。

その他に横隔膜、肋骨の交点、あるいは乳房に重なると、読影が難しくなって見落としの原因になる。なお最近は「見落とし」という言葉を使うと一般の人に誤解を与えることがあるので、「発見困難」という語の使用を勧める向きもある。しかし何と言っても一番大切な事は、良質の胸部X線写真を撮影することで、ここから総てが始まる。

一方、肺門部早期肺癌では胸部X線写真上に微細な2次陰影の出現を見ることがあるので、その読影に際しては僅かの変化も見逃さない細心の注意が必要となる。また胸部X線写真に異常がないからといって安心してはいけない。肺門部早期肺癌は胸部X線写真に異常所見を示さないことが多いので、胸部Xフィルムだけに頼る検診では肺門部肺癌の発見に限界がある。その意味で健診における喀痰細胞診の意義が極めて大きい。喀痰細胞診で見つかる肺癌の多くは肺門部の扁平上皮癌である。

肺癌検診では胸部X線写真の二重読影と比較読影を行うことが重要である。二重読影とは2人の医師が独立して写真を読むことで、比較読影とは写真に異常所見を認めたら前回の胸部X線写真を取り出して読影することである。二重読影と比較読影を行うことが、肺癌検診の精度を高める一助となる。

肺癌検診が効率的に行われているか、発見された患者や要精密検査となった被験者が医療機関を受診しているか、患者がどのような治療を受けたかを正確に把握することが極めて大切である。「やりっぱなし検診」は弊害だけで「百害あって一利なし」である。沖縄県生活福祉部長寿社会対策室に成人病検診管理指導協議会があって、その中の肺癌部会が肺癌検診の精度管理について必要な助言を行っている。

喀痰細胞診を加えた肺癌検診は直ちに肺門部早期肺癌症例数の増加となって効果が現れたが、その後の発見率は低下している。これは毎年同じ被験者が受診しているための当然の帰結であろう。

肺癌発見率向上のためには経年受診者以外の検診対象を新たに開拓すべきである。また検診による異常発見から精査のための専門病院受診までの期間を短縮するために、検診実施機関と病院間の連携を密にして診断の遅れを防止しなければならない。

最後に現在の肺癌検診は胸部Ｘ線写真撮影と喀痰細胞診を含む２次予防であり、禁煙を中心とする１次予防が重要であることをあらためて強調したい。

おわりに

沖縄県は全国的に見て肺癌による死亡が最も多い地域である。国立沖縄病院の肺癌患者の実態をみると、依然として進行肺癌が多数を占めているが、喀痰細胞診を採り入れた検診の普及に伴って、最近では治癒率の高い肺門部早期肺癌も稀ではない。

国立沖縄病院と肺癌検診実施機関との連携を密接にして検診の精度を高め、効率的な肺癌対策を確立することが今後の課題である。そのために国立沖縄病院の肺癌診療体制の一層の充実を図る必要がある。
更に一歩進めて、全国で最も早く胃癌を追い越して癌死亡のトップに立った沖縄県の肺癌の実態を分析することによって、日本の肺癌対策に重要な貢献ができるかもしれない。

（国療沖縄病院医学雑誌　１９９３年３月号「総説」）

沖縄の肺癌の疫学・臨床・病理研究
——多施設共同研究で何が解明されたか

原発性肺癌は日本人の悪性腫瘍による死亡原因の第1位であり、特に沖縄県は肺癌の多発地域として知られ、全国に先駆けて１９７８年に男の肺癌死亡率が胃癌死亡率を上回るようになり、肺癌症例数は年々増加の一途を辿っている。因みに全国で肺癌死亡率が胃癌死亡率を上回るまでには、その後10年の歳月が必要であった。

国立療養所沖縄病院で本格的に肺癌診療を開始した１９８０年1月以来、２０００年12月までの21年間に集積された症例数は２８５０例に達する。この間に実施した幾つかの多施設共同研究によって明らかにされた沖縄県の肺癌の特色について報告する。

沖縄県における肺癌発生と関連要因に関する研究

我々は沖縄県における肺癌の多発要因を疫学的、臨床的、病理学的見地から追及する目的で、１９８８年から１９９１年にかけて国立療養所沖縄病院で病理学的に確定診断がついた40～89歳の原発性肺癌３３３例を症例とし、性・年齢・居住地をマッチさせた６６６例を対象とする症例対照研究を実施した。

①喫煙習慣並びに「沖縄銘柄煙草」と肺癌リスク

喫煙習慣は肺癌発生の最も重要な危険因子として知られているが、沖縄では27年間に亘る米軍占領下で民間の煙草会社が生産し、日本復帰後も日本専売公社が引き継いで生産し、沖縄県内で限定販売している「沖縄銘柄煙草」の存在を無視できない。

そのため、我々は「沖縄銘柄煙草」が沖縄県の肺癌発生に与えるインパクトの大きさを調査した。その結果、「沖縄銘柄煙草」の男性常習喫煙者は、「本土銘柄煙草」に比較して扁平上皮癌に対するリスクが上昇することが判明した。

その理由として「沖縄銘柄煙草」の比較的高いタール含有量を挙げることができる。すなわち、「沖縄銘柄煙草」１本当たりのタール含有量は17㎎であるのに対して、「本土銘柄」74品目の平均含有量は９㎎に過ぎない（日本たばこ産業）。

沖縄県男性の喫煙率は比較的低いにも拘わらず（沖縄県環境保健部県民栄養調査）、肺癌発生率が高い理由を部分的にせよ説明が可能となるのは「沖縄銘柄煙草」の存在である。

沖縄県における喫煙習慣と肺癌リスクとの関連を分析した結果、さらに次のような事実が判明している。すなわち、⑴非喫煙者に対する現在喫煙者のオッズ比は、男女とも腺癌より扁平上皮癌において大きい。⑵20年以上前に禁煙した男の肺癌リスクは上昇しない。⑶男の現在喫煙者は1日の喫煙本数が増えるほど、腺癌・扁平上皮癌共にリスクが上昇するが、特に扁平上皮癌において著しい。これとは対照的に煙を深く吸い込むと腺癌のリスクが有意に上昇するが、この結果は後述するように祖父江らの推測と一致する。

②沖縄茶（サンピン茶）摂取と肺癌リスク

お茶消費量と肺癌リスクとの関係を分析した結果、次のような事実が判明した。すなわち、①沖縄茶（不完全発酵茶）摂取量が増えるほど、肺癌リスクは小さくなる。特に女性の場合に著しい。②沖縄茶摂取によるリスク低下は主に扁平上皮癌でみられ、男女ともに毎日摂取者は扁平上皮癌のリスクを有意に低下させる。

肺癌高リスク地域の組織型

１９９０年の肺癌の人口10万対年齢調整死亡率は沖縄県が全国で最も高く、大阪府がこれに次ぎ、全国最下位は長野県である。我々は肺癌危険因子の地域差を明らかにするために高リスク地域（沖縄県、大阪府）と低リスク地域（長野県）の地域癌登録データを用いて、各地域の組織型別肺癌発生率を検討した。

長野県に比べて沖縄県、大阪府の男の肺癌発生率はそれぞれ1・5倍、1・3倍高く、女では1・2倍、1・3倍高い。

組織型別にみると長野県に比べて、男の腺癌と小細胞癌は沖縄県と大阪府で1・6〜2・1倍高いが、男の扁平上皮癌は沖縄県においてのみ1・6倍高い。長野県に比べて女の扁平上皮癌と小細胞癌は沖縄県と大阪府で2・5〜3・3倍高いが、女の腺癌は3府県でほぼ等しい。

これらの結果が示すところによると、高リスク地域と低リスク地域では、肺癌の組織型分布が異なるようである。従って日本国内においてさえ、既知であると未知であるとを問わず、肺癌危険因子の影響は地域によって異なることが示唆された。

肺癌の組織型の変遷

従来、沖縄県の肺癌の特徴として扁平上皮癌の発生頻度が高いことが知られてきたが、最近は腺癌の増加傾向が著明で、時代の流れによる組織型の変化が認められる。

祖父江らの研究によれば、この傾向に最も大きく影響する因子は、喫煙者の嗜好が「フィルター無したばこ」（両切りたばこ）から「フィルター付たばこ」に移行したためであると推測している。フィルターは扁平上皮癌の通常の発生場所である太い中枢気管支に沈着する大きな粒子を煙草の煙の中から除去するので、結果として扁平上皮癌の発生は減少すると考えられる。一方、フィルター付きの低タール煙草喫煙者には、ニコチン摂取量を補うために煙を深く吸い込む傾向があるので、腺癌の発生する末梢肺胞領域に煙が到達し、その結果として腺癌が増加すると推測している。

沖縄における肺組織の病理学的変化——末梢上皮の過形成層

我々は国療沖縄病院と千葉大学附属病院における肺癌切除例と非切除例の剖検肺を病理学的に詳細に観察し、肺癌多発地域の沖縄県の人の肺と、相対的に肺癌発生が少ない千葉県の人の肺を比較した。

その結果、沖縄肺には末梢上皮の過形成層が多発し、かつ程度の顕著な変化が認められた。更に肺癌死亡率の高い長崎県の人の肺と比較したところ、この過形成層の多発や程度の顕著な変化はあまりみられず、これらの変化は肺癌多発地域に普遍的な肺組織変化というより沖縄県に特有な変化であると思われる。

我々は過形成層を形態学的に前癌病変と断定できなかったが、肺癌発生に何らかの関与をしている可能性が考えられた。過形成層と喫煙との関連が認められない点や、沖縄地域の野犬にも過形成層が認められたことは、不明の外因が沖縄地方に存在している可能性が考えられる。

沖縄県における肺扁平上皮癌とヒトパピローマウイルス（HPV）

１９９３年の症例を中心に沖縄と新潟の肺扁平上皮癌について病理組織学的に検討を行った結果、年齢・性・喫煙習慣に関係なく、沖縄では新潟に比べて扁平上皮癌の発生頻度が高く、高分化扁平上皮癌の頻度も新潟に比べて著しく高い。

更にＨＰＶの検出を行った結果、沖縄の扁平上皮癌ではＨＰＶのＤＮＡ陽性例がＰＣＲ法で79％に達し、新潟の陽性例30％に比較して有意に高い。

これらの所見からＨＰＶは沖縄県の扁平上皮癌、特に高分化扁平上皮癌の発生及び分化度と強く関連していることが示唆された。

興味深いことには肺扁平上皮癌の分化度別頻度は年々変化し、最近の調査では沖縄県でも高分化型が減少し、他県症例に近づいている。これと並行してＨＰＶのＤＮＡ陽性率も低下しているので、ＨＰＶと高分化型扁平上皮癌との間には密接な関係があったことを裏付ける結果となっている。

なお、喫煙習慣とＨＰＶのＤＮＡの検出率、喫煙と組織分化度との間には関連がみられなかった。

国立療養所沖縄病院、琉球大学医学部附属病院で切除された肺扁平上皮癌43例を対象にＨＰＶの検出と生存率との関連を検討した結果、ＨＰＶ、特にＨＰＶ16が検出された症例の予後が悪い傾向がみられたが、組織学的分化度の違いで生存率に有意差はみられなかった。

沖縄県における肺癌患者の遺伝的多様性の検討

廣島らは国療沖縄病院の肺癌切除例を対象に癌遺伝子を抽出し、千葉大学附属病院の切除例と比較して、沖縄の喫煙者ではｐ５３蛋白の過剰発現が頻繁にみられる事を明らかにした。その結果、沖縄の肺扁平上皮癌は腺癌とは異なる遺伝子変化を示し、沖縄の喫煙者はｐ５３の変異に対する感受性が強いことを示唆した。

椙山らは遺伝的感受性、とくに肺癌とｐ４５０多型との関連性を検討し、国療沖縄病院の肺癌切除症例を用いてＤＮＡに関する症例対照研究を行った結果、沖縄ではＶａｌ／ＶＡｌ型が喫煙歴調整後に高いオッズ比を示した。

更に組織型別に解析すると扁平上皮癌、小細胞癌において有意に高いリスクと関連していた。椙村らはその後、ｃｌｏｎｉｎｇされたｈＯＧＧＩという酵素の多型を沖縄の肺癌について検討している。

萩原らは国療沖縄病院の肺癌症例を対象にＨＬＡ、腫瘍壊死因子との関連を分析し、本土とは異なる遺伝子的背景がある沖縄の肺癌の特徴と予後を考察している。

まとめと今後の課題

沖縄県における肺癌多発の要因を明らかにするために、我々は国療沖縄病院の原発性肺癌症例を対象とする疫学研究、臨床研究、病理研究を多施設共同で行った。疫学研究では当時の沖縄県環境保健部の協力を得て、症例対照研究の手法を用いて検討した。その結果、沖縄県の肺癌の発生には、喫煙習慣以外に発生リスクを低下させる食品が関与していることが明らかになった。

臨床研究では、沖縄県の肺癌の特徴を経時的に明らかにすると共に他府県との比較検討を行った。その結果、沖縄県における肺癌多発の背景要因として、タバコ以外の何らかの内在、あるいは外来性の因子が関連している可能性が示唆された。

またヒトパピローマウイルス（ＨＰＶ）感染とも関連する肺の組織学的変化が沖縄では特に扁平上皮癌に多くみられたことは興味深い。

病理研究では切除肺と剖検肺の検索から肺末梢上皮の過形成層を発見したが、この過形成層は沖縄肺癌症例に多くみられ、しかも程度が強いことを明らかにした。

これは腫瘍に直接に結びつくものとは考えられないが、上皮細胞の増殖性病変であることは否定できず、沖縄県での肺癌多発との関連が示唆された。過形成層と喫煙との関連が認められなかったので、喫煙以外の外因が沖縄の肺癌に関与している可能性を示唆している。

以上のように疫学研究、臨床研究、病理研究でそれぞれ大きな成果を得たが、沖縄県における肺癌多発の背景要因をすべて明らかにし、発生機構にまで迫るには、今後さらに研究を積み重ねることが必要である。

〈共同研究者〉

国立療養所沖縄病院外科　平安　恒男
琉球大学医学部病理学第2講座　岩政　輝男
名古屋大学医学部予防医学講座　大野　良之、若井　建志
千葉大学医学部肺癌研究施設病理学部門　林　豊、石橋　正彦
国立がんセンター研究所がん情報研究部　祖父江　友孝

（国療沖縄病院医学雑誌　2001年3月号「総説」）

長寿県・沖縄を脅かす肺癌

厚生労働省発表の2000年の都道府県別生命表で、沖縄県男性の平均寿命が上位から一気に26位に転落したことは、「健康長寿県・沖縄」のイメージを失墜させる出来事として沖縄県民の間に衝撃が走った。

その原因として、生活習慣病の蔓延、自殺や交通死亡事故の増加などの他に、全国第１位の沖縄県男性の肺癌死亡率が挙げられている。

沖縄県では全国より10年も早い１９７８年に男性の肺癌死亡率が胃癌死亡率を上回った後も、肺癌患者の増加に歯止めがかからず、長寿を脅かす一因になっている。

沖縄県は歴史的・地理的環境が日本本土から隔絶されていた時代が長く、全国とかなり異なる疾病構造があり、長寿の問題を含めて早くから疫学専門家の注目を集めていた。

日本本土復帰（１９７２年）直前に行われた沖縄県悪性腫瘍実態調査の結果、全国のどの県よりも沖縄県で高率に発生する癌は肺癌、食道癌、口腔咽頭癌、子宮頸癌、リンパ組織由来腫瘍であり、どの県よりも低い発生率の癌は、胃癌であった。

肺癌の組織型では、扁平上皮癌の占める頻度が50％を超えていた。つまり、沖縄県の癌の特徴は、慢性的刺激に暴露されて扁平上皮癌を起こす粘膜、あるいは防御装置のリンパ系に発生する癌であることから、沖縄県は本土に比べて外界からの刺激が特に強い地域であることが示唆された。

祖父江らによると、１９９０年の肺癌の人口10万対年齢調整死亡率が全国１位の沖縄県と最下位の長野県の組織型別肺癌発生率を比較した結果、長野県に比べて沖縄県男性の扁平上皮癌は１・６倍高い。このように日本国内においてさえ、既知であると未知であるとを問わず、肺癌危険因子の影響は地域によって差があると言わざるを得ない。

沖縄県における肺癌多発要因を疫学的、臨床的、病理学的に研究する目的で1988年から1991年にかけて当時の国立療養所沖縄病院で確定診断された肺癌症例を対象として、名古屋大学予防医学教室（大野良之教授）が県環境保健部の協力下に症例対照研究を実施し、千葉大学肺癌研究施設病理研究部（林豊教授）が切除標本の検索、同第2臨床研究部（長尾啓一講師）が臨床所見の解析を担当した。

沖縄では27年間にわたる米軍占領時代から生産販売されている「沖縄銘柄たばこ」の肺癌発生に与えるインパクトを無視できない。「沖縄銘柄」常習喫煙者の男性は、「本土銘柄」喫煙者に比較して扁平上皮癌に対するリスクの上昇が判明した。その理由として「本土銘柄たばこ」74品目1本あたり平均タール含有量9mgに対して「沖縄銘柄」17mgという高い数値がある。

肺癌多発地域の沖縄県の肺癌切除例と非肺癌例の剖検肺を病理学的に観察した結果、千葉県例に比べて沖縄県例には末梢上皮の過形成層が多発し、しかも程度の高い変化が認められた。

この過形成層を形態学的に前癌病変と断定することはできなかったが、上皮細胞の増殖性病変であることを否定できず、沖縄県での肺癌多発に何らかの形で関与していることが考えられた。過形成層と喫煙との関連が認められないので、不明の肺癌危険因子が沖縄地方に存在している可能性がある。

琉球大学第2病理学教室（岩政輝男教授）では、1993年の症例を中心に沖縄県の肺扁平上皮癌について、病理組織学的に新潟県の症例を対照にとって検討した。

その結果、沖縄県では扁平上皮癌の発生頻度が高く、しかも高分化扁平上皮癌の頻度が著しく高い。沖縄県の扁平上皮癌では、ヒトパピローマウイルス（ＨＰＶ）陽性率が79％に達し、新潟県の陽性率30％に比べて有意に高い。

これらの所見からＨＰＶは沖縄県の扁平上皮癌、とくに高分化扁平上皮癌の発生と強く関連していることが示唆された。

しかし、その後は次第に扁平上皮癌、とくに高分化型が減少して２００３年の国立沖縄病院の原発性肺癌症例全体に占める扁平上皮癌は30％に留まり、腺癌が50％に達している。それに伴ってＨＰＶ陽性率も低下しているので、ウイルスによる感染機会の減少があると思われる。

筆者は日本復帰後の異なる時期の沖縄肺癌の実態調査に参加する機会を得て、一地方の疾病像を注意深く観察することで普遍的な事象を解明する手掛かりを得る可能性があることを学び、日常の臨床経験の一つ一つを大切に積み重ねることの意義をあらためて認識させられた。

（「気管支学」　２００４年11月号）

肺癌と長寿県・沖縄の危機

先頃、公表された2000年度都道府県別生命表によると、これまで常に上位にランクされていた沖縄県男性の平均寿命が一挙に26位に転落した。このニュースは「健康長寿県・沖縄」のイメージを失墜させ、県民を痛く失望させた。「沖縄県が世界最長寿地域である」とWHO（世界保健機関）が認定し、内外に広く宣言してから、わずか8年後の思いも寄らない展開である。

従来、沖縄県が長寿県として全国に君臨できたのは、日本人の3大死因である悪性腫瘍・心臓病・脳卒中による死亡率がすべて全国最下位であるという事実に基づくものであっただけに今回の事態は深刻である。

沖縄県には独特の疾病構造があり、疫学専門家の間では長寿の問題を含めて早くから注目を集めており、今日の危機的状況の到来を予想する研究者もいた。

伝統的な健康食と言われてきた琉球料理よりも欧米風の高カロリー食を好む県民が増加して、生活習慣病が蔓延し中高年層の死亡率を高めたことが、平均寿命の短縮を招いたとされる。

中年男性の自殺と青少年の交通死亡事故の増加も、これに拍車を掛けている。さらに、沖縄県で多発している肺癌が長寿県の前途を危うくしているとの指摘があり、これは肺癌の臨床に長年携わってきた私にとって見過ごすことができない大問題である。

沖縄県が全国で一、二を争う肺癌多発地域であることは、過去の疫学調査の結果からも明らかである。米軍占領時代から県内で生産販売されていたタール含有量が多い廉価の「沖縄銘柄たばこ」と、米軍基地から流出した大量の米国製たばこの存在を無視できない。「沖縄銘柄たばこ」の喫煙者は、肺扁平上皮癌のリスクが有意に高くなることが知られている。

沖縄の切除肺と剖検肺を病理学的に観察した結果、末梢領域に過形成層の多発があり、沖縄本島内で捕獲した野犬の肺にも同様の所見が見られた。過形成層が前癌病変であるとの断定はできなかったが、末梢上皮の増殖性病変であることから、未知の外因が沖縄に存在する可能性がある。

沖縄に多くみられた肺の高分化扁平上皮癌の切除標本を検索して、ヒトパピローマ・ウイルス（ＨＰＶ）陽性率が他県の肺に比べて有意に高いことが判明した。しかし今では扁平上皮癌、とくに高分化型は減少して腺癌が増加し、それに伴ってＨＰＶ陽性率も低下している。生活環境の浄化によるウイルス感染機会の減少があると思われる。

これらの調査結果は、私が在職していた当時の国立沖縄病院の肺癌症例を対象とする多施設共同研究によって明らかにされたが、日本国内においてさえ、肺癌危険因子の影響は地域によって差があると言わざるを得ない。ローカルに根差した地道な研究がさらに進展して、沖縄県民が名実ともに健康長寿を享受できる日が一日も早く到来することを願っている。

（京都大学医学部呼吸器外科教室同門会誌　２００５年）

禁煙運動の今昔

私が１９６２年に入局した京都大学結核研究所外科療法部（現教室の前身）の主要な研究テーマの一つが肺癌であるにもかかわらず、研究室の先輩諸兄の中には愛煙家がかなり居られたと記憶している。

当時のタバコの有害性についての理解は非常に浅く、医師でさえこの通りであるから、一般庶民のそれは推して知るべしであった。科学的根拠に基づいた禁煙の弊害について英国王立内科学会の初の報告が公表されたばかりで、国の内外でタバコの規制を求める動きが広がるのはこの後のことである。

１９６７年に私は研究室を去り、故郷・沖縄の病院に赴任した。１９７２年に実現した沖縄の祖国復帰を挟む10年の間に前後２回にわたって、沖縄の各種癌の発生状況を解明することを目的に、大規模な疫学調査が行われた。

当時の国立がんセンター疫学部長の平山雄先生（故人）が総括責任者となって沖縄県医師会・国立がんセンター疫学部・癌研究所病理部の３機関の共同研究として実施され、私は肺癌を担当した。

その結果は地理的・歴史的に日本本土から隔絶されていた当時の沖縄の悪性腫瘍全般が極めて特異な様相を帯びていることを示し、興味深い多数の事実が明らかにされた。私はこれを契機に、その後、沖縄県の肺癌の臨床疫学に対する関心を深め、これが各分野の専門家と協力して調査研究を始める出発点になった。

当時の沖縄の男性の肺癌罹患率は全国一で、間もなく全国に先駆けて、沖縄で胃癌と肺癌の死亡順位が逆転し、肺癌が死亡原因の第一位になった。平山先生は世界で初めて間接喫煙によるリスクを証明したことで知られているが、沖縄の講演会では「喫煙者を、沖縄の毒蛇ハブと思って近づかないことが長寿の知恵です」と付け加えることを忘れなかった。その「ハブ」を退治するのにタバコの葉に含まれる成分が使われていることを知った平山先生は、わが意を得たりと満足そうであった。

沖縄の肺癌罹患率が高い理由として、日本復帰以前の27年間に及ぶ米軍占領下時代における上級学校進学率が低く、そのために喫煙習慣に染まる未成年者も多く、喫煙開始年齢が早いことが挙げられた。その上、莫大な量の米国製タバコが米軍基地から民間に流入したり、タール含有量が「本土銘柄タバコ」の2倍も多い低価格の「沖縄銘柄タバコ」が大量に生産・販売されるなど、本土各県とは異なる事情があった。

肺癌多発県の沖縄で呼吸器外科医として診療に従事していて驚いたことは、今では信じられないが、肺癌手術を受けた患者さんが退院する際にお礼として、タバコを下さることであった。このような事実を目の当たりにしていた私は、喫煙問題を避けて通ることができず、１９７０年代の初めから禁煙運動に関心を寄せていた。

しかし当時の運動は組織化されておらず、僅かな同志とともに孤独な戦いを強いられていた。今と違って禁煙補助薬もなく、禁煙の成否は本人の意志の強さに頼るしかなかった。精神主義一本やりの、徒手空拳の状況下での禁煙運動であった。あの頃の公募標語の当選作は「わたし、タバコ吸う人とは結婚しません……」（小学生女子の作品）のような、情緒面に訴えかけるものが多かった。

私は校長や養護教諭の依頼を受けて県内各地の中・高校に出かけ、肺癌の切除標本や気管支鏡写真のスライドを使って喫煙の弊害を説いて回った。さらに、警察官の喫煙率が高かったせいか、県警本部の依頼を受けて離島を除く県内各地で警察官や機動隊員を前に講演した。

その一方で、那覇市内の公園で禁煙集会が開かれたことがあるが、参集者はタバコを吸わない主婦層が大半を占め、肝心な愛煙家の関心は低かった。喫煙者にそっぽを向かれた禁煙運動がどれほどの成果を挙げられるのか、私の話を聞いた何人が禁煙に成功したのか、全く自信がない。

その頃のある日、日本たばこ産業から肺癌と喫煙との関係について意見を聴きたいとの突然の申し出があり、私はホテルの一室で同社の数名の幹部社員に会った。着席すると、出席者全員の目の前に未開封のタバコが灰皿とともに一箱ずつ置かれているではないか。これは禁煙運動に対する挑戦ではないかと暗澹たる思いがしたことを今でも鮮明に覚えている。

後で聞いた話だが、同社ではとくに初対面の客の場合、タバコを勧めることで敵対的な雰囲気を和らげる効用があり、接客マナーとして定着しているとのこと。挑戦ないし嫌がらせと受け取った私の過剰反応ということになるが、今なお釈然としない思いが残る。

公共交通機関の喫煙規則も次第に厳しくなり、今ではすべての航空機は全面禁煙になっているが、１９７０年代の日本航空国内線では、飛行時間が2時間を超える12路線でタバコが自由に吸えた。その中の実に11路線が沖縄発着便で、他の1便は札幌・福岡線であった。肺癌罹患率全国一の沖縄を発着する路線で喫煙者が優遇されるという皮肉な現象は、やがて全路線の全面禁煙が実現して「タバコ汚染沖縄便」は姿を消した。

本人の意志の力だけで禁煙できる喫煙者はごく僅かであり、喫煙習慣の本質は「ニコチン依存症」という慢性疾患であると認定されている。２００６年から常習喫煙者は「依存症」患者として健康保険を使って治療することができるようになった。さらに、２００８年4月から生活習慣病対策として「特定検診・特定指導」が導入され、禁煙が重要項目の一つとして位置づけられた。治療の面では禁煙補助薬として、ニコチン離脱症状を抑えるためのニコチン・ガムとニコチン・パッチが使われているが、同年6月からニコチンを含まない新しいタイプの内服薬（パレニクリン）が登場した。

今後も種々の禁煙補助薬が開発されて、禁煙希望者の薬剤選択肢が多様化し、禁煙達成率の向上が期待されている。私が勤務するクリニックでも時代の流れに後押しされて、遅まきながら敷地内全面禁煙に踏み切ると同時に、禁煙外来を開設した。

最近の動きでは、タバコ自動販売機への成人識別カード（タスポ）の導入や公共施設及びタクシーの全面禁煙化など、行政の取り組みも加速している。「一箱1000円」のたばこ増税論は日本たばこ産業と葉タバコ生産農家などの猛反対に遭って見送られたが、愛煙家に禁煙を促す「包囲網」は狭まる一方である。

（京都大学医学部呼吸器外科学教室同門会誌　2009年）

喫煙と健康被害

本人の意志の力だけで禁煙できる喫煙者はごくわずかであり、今では喫煙習慣の本質は「ニコチン依存症」という慢性疾患であり、常習喫煙者は「依存症」患者として健康保険を使って治療することができるようになった。

さらに生活習慣病対策として「特定検診・特定指導」が導入され、「禁煙」が重要項目の一つに位置付けられた。治療の面では、禁煙補助薬として、ニコチン離脱症状を抑えるためのニコチン・ガムやニコチン・パッチの他に、ニコチンを含まない内服薬が既に登場し、広く使用されている。今後も種々の禁煙補助薬が開発され、禁煙達成率が向上することが期待されている。

タバコは健康に良くない。

当たり前のように言われてきたが、実際にどんな悪影響があるのか、今なぜ禁煙治療を取り上げるのか、考えてみたい。

最近の研究によると、がんや糖尿病、精神疾患など、様々な病気との関連性が詳しく解明されてきた。禁煙を三日坊主で終わらせないために、タバコの害を科学的に知っておくことが必要である。

部位別では肺がん、喉頭がん、食道がん、乳がん、すい臓がん、胃がん、大腸がん、膀胱がんなど、8種類のがんでリスクの向上が確実である。糖尿病のリスクも高める。交感神経を刺激して血糖値を上昇させ、体内のインスリンの働きを妨げる作用があるからである。

さらに喫煙とうつ病など、精神疾患による長期病休との関連が知られている。このほか、認知症のリスクになるとの研究報告もある。

タバコはストレスを解消するとの誤った思い込みがある。無理にタバコをやめると、ニコチン離脱（禁断）症状として、イライラ、欲求不満、怒り、集中力低下、不安などが出現する。しかし、タバコは家庭・職場での人間関係や仕事上のストレスを解消しない。ニコチン切れのストレスを解消するだけである。

健康寿命延伸のための具体的な目標として、禁煙の推進が第一に挙げられるが、本稿では、とくに受動喫煙防止を強調したい。

タバコの煙は、主流煙と副流煙に分けられ、主流煙とは喫煙者自身が吸うタバコの煙であり、副流煙とは火が点いたタバコから立ち昇る煙をいう。タバコを吸わない人が無理やりに吸わされるのが副流煙で、これが受動喫煙である。

副流煙の問題として、発がん物質が主流煙より遥かに大量に含まれ、タバコを吸う人だけでなく、その場に居合わせたタバコを吸わない人（受動喫煙者）もタバコの害に曝され、「がん」

のリスク上昇、気管支喘息の重症化、心臓病のリスク増加、新生児の体重低下、乳幼児突然死症候群の要因となっている。

受動喫煙による健康被害の例として、夫の吸うタバコの本数が多いほど、非喫煙者である妻が肺がんによって死亡する確率が高くなる。

さらに深刻なのは、受動喫煙が子どもに及ぼす影響で、喫煙者の家庭では喘息、呼吸器感染症、中耳炎などのリスクが高く、学童期の病欠日数が多い。妊婦の喫煙は、胎児の強制喫煙であり、流産・早産・低体重児の原因となる。


日本人の喫煙率は医療従事者を含めて低下傾向にあるとはいえ、欧米先進国と比べると高い。禁煙は早ければ早いほど効果が出る。禁煙後、５年から10年で健康リスクは半減し、10年以上で非喫煙者とほぼ同じレベルに低下する。禁煙は今からでも遅くない。さらに日本の主な火災の原因として放火に次いで、タバコの火の不始末が第2位であり、死亡者数では第1位であることを指摘したい。

禁煙は社会全体の健康増進に大きく貢献し、禁煙治療の費用対効果は優れている。特に医療従事者は率先して禁煙に踏み切るべきであり、全面禁煙化による快適な職場環境作りが今後の課題である。


（「オリブ山たより」48巻　２０１５年７月発行）

第3章

結核、感染症

結核をめぐる最近の話題

結核問題を取り巻く現在の環境は、過去の蔓延期に較べて大きな変貌を遂げている。本稿では結核診療の一翼を担っている国立医療機関に勤務する医師の立場から、この問題を取り上げてみたい。

結核病棟の空床化

1991年の現在、我々が最も深刻に受け止めているのが結核病棟の空床化である。罹患率の低下によって結核患者が減少したうえ、短期化学療法の定着によって入院期間が短縮したため、全国の国立医療機関では結核病棟に大量の空床を生じ、病院運営の面で大きな難題を抱え込んでしまった。

沖縄県でも最近いくらか鈍化傾向を示しているとは言え、結核罹患率の減少は続いており、国立療養所沖縄病院の現有結核病床200床の維持は不可能で、病院運営上の大きな障害になっている。病院開設当時は250床の結核病床を抱えていたが、数年前にその内の50床を一般病床へ転換した経緯があり、今回も当然のように病床転換問題が再浮上した。

しかし1989年にスタートした沖縄県保健医療計画に阻まれて、病床転換問題は暗礁に乗り上げたままになっている。

すなわち、沖縄県の一般病床数は宮古・八重山を除く県全域で過剰であり、精神病床数も同じく過剰であるが、同計画によると、結核病床数だけは511床も不足していることになっている。この数字は厚生省の基準を用いて算定されているが、現実離れしていて到底、納得できる数字ではない。入院患者の実態に即した適正な結核病床数の「見直し」を早急に実施すべきである。

公衆衛生審議会結核予防部会ではこの空床問題を取り上げ、医療計画で算定された必要病床数と現在の入院患者数との間には、大きな乖離を生じているので検討するよう厚生大臣に意見具申を行ったが、当然である。

限られた保健医療資源を有効に利用するために作られた筈の計画が、時代の流れに柔軟に対応できないで、結核病棟の大量空床という大きな無駄を生じている現実は、皮肉としか言いようがない。

沖縄県保健医療計画の一日も早い「見直し」によって結核病床必要数が減少することを期待しているが、その時に生じる当病院の過剰な結核病床の有効利用について、今から考えておかなければならない。

結核患者の高齢化と合併症の増加

結核患者は年々高齢化し、沖縄県では新登録患者の４割強が60歳以上である。沖縄病院の結核入院患者も高齢化が目立ち、とくに糖尿病、心疾患、脳血管障害などの他疾患を合併する患者が多く、結核だけでなくこれら合併症に対する治療も適宜、同時に行っている。最近では、肺結核と同時に肺癌を合併する患者も稀ではなく、診断に細心の注意が必要になっている。

それと同時に、従来の結核一辺倒の知識だけでは、多くの合併症を抱えた結核患者の診療さえ満足にできないという現実がある。肺結核は治癒したものの、後遺症としての低肺機能が加齢とともに更に進行した結果、日常生活にも大きな制限を受ける者も少なくない。また、過去に肺結核の外科治療を受けた患者の中には高齢になって低肺機能で苦しむ者もみられ、今になって結核外科全盛時代の「つけ」が回ってきた感がある。

結核の集団発生

１９８５年頃から増え始めた我が国の結核集団発生は、報告されただけで既に１００件に達しているという。若年者の大部分が結核未感染となったため、最近になって発生が増えていると考えられる。学校や事業所での発生が目立っている。今後、当分の間、結核集団発生は続発の可能性がある。

在日外国人の結核

厚生省調査によると、１９８９年頃から在日外国人の結核が目立つようになった。出稼ぎ労働や日本語学校入学のために来日するアジア諸国からの入国者に多く、その半数は20歳代の若者で、入国1年以内の発病が多いとされる。

東京を中心とした大都会に多いが、那覇市でも日本語学校に通う中国人青年の中から結核患者が発見されている。現在、我が国の結核登録者の中に占める比率は０・３％と小さいが、今後の増加が予想される。

結核に対する関心の低下

１９９１年春、京都で開かれた第66回日本結核病学会の席上、シンポジウムの司会を担当した理事の一人が、日本結核病学会の役割は終わったとして、その解散を求める爆弾発言を行って出席者を驚かせたことは記憶に新しい。このような極論が出る背景には、結核を取り巻く環境の激変があることを見逃すわけにはいかない。

結核の急激な減少と治療法の確立は、一般住民だけでなく医療従事者の間でも結核に対する関心の急速な低下、あるいは知識の欠如を来している。

１９９０年10月に日本結核病学会予防委員会が行った提言の中で、結核患者より先に結核の診断に当たる医師がいなくなる可能性について言及している。日本の結核は着実に減少を続けているにもかかわらず、その根絶には今後、少なくとも50～60年を必要とすると言われており、結核は今なお重要な疾患であることは確かであろう。したがって、結核についての教育・研修は、専門の如何に係わらず大切であることを強調したい。

以上、結核病棟の空床問題を中心に国立療養所沖縄病院の実情を報告するとともに、最近の結核をめぐる問題をいくつか紹介した。これらの問題は、当面する重要課題として、今後、国療沖縄公務員医師会としても強い関心をもって成り行きを見守っていきたい。

（沖縄県医師会報　１９９１年８月号）

結核症の変遷と沖縄病院の課題

沖縄病院の結核病床（２００床）利用率は年々低下し、今や危機的状況にあると言ってよい。これは結核対策の輝かしい勝利であり、慶賀すべきことであるが、病院の事業計画を進める上で障害となっており、病床全体の効率的運用の面から急速な解決を迫られている。

県医師会もこの問題に理解を示しているが、近く「見直し」が予定されている沖縄県保健医療計画との関連もあるので、今後は県当局との調整が必要である。

１９８９年にスタートした沖縄県保健医療計画によると、結核病床数は県下で５１１床も不足していることになっている。この数字は厚生省の基準を用いて算定されているが、沖縄県の結核の現状からみて、著しく過剰である。

入院患者の実態に即した適正な結核病床数の「見直し」が速やかに行われることを期待するとともに、その後の病床の有効利用方法については、病院内外の関係者の理解と協力が必要である。ここに至って結核病床問題解決への具体策がようやく現実のものになってきたと考えている。

この問題を理解するためには、その背景となっている沖縄県の結核の現状を認識することが大切であり、沖縄県の結核の罹患率、有病率ともに着実な減少を続けている。近年、その減少傾向は鈍化しているが、それでも１９９０年の罹患率39・４％（全国41・９％）、有病率42・７％（全国75・６％）、死亡率２・６％（全国３・０％）となっており、何れも全国平均を下回っている。その上、沖縄県では短期化学療法の結果、結核治療期間が著しく短縮され、全国的に高い評価を受けている。

すなわち肺結核患者の平均入院期間は全国の９・２か月に対して本県では５・７か月という短期間である。そのため、結核有病率は沖縄県が全国最低で、沖縄病院結核病棟の空床化と密接に関連していると思われる。

最近の集計によると、沖縄病院結核病棟入院患者数は年間150人前後で、沖縄県の1990年の新登録結核患者数482人の約30％に過ぎない。しかも、前述のように入院期間が全国一短いので、結核病床200床の効率的運営は不可能である。

沖縄県の死因順位を見ると、結核が猛威を振るった往時を偲ぶよすがもなく、1970年に死因10位に顔を出したのを最後にワースト・テンからも姿を消して久しい。1990年の死因第1位は悪性腫瘍で、その中に肺癌が最も多く含まれていることは沖縄県の大きな特徴として周知の事実となっている。因みに全結核は死因の第21位であり、結核それ自体による死亡は、今や比較的稀な限られた症例と言っても過言ではない。

最近、新聞紙上で報じられた結核に関するニュースと言えば、小・中学校の定期健康診断で胸部X線間接撮影を今年4月から全面的に廃止するという公衆衛生審議会の答申であろう。これは営々と積み重ねてきた結核対策が功を奏し、小児（0〜14歳）の罹患率が順調に減少した結果、集検による患者発見率が低下したためである。しかし、これによって結核を軽視するような風潮が加速されては逆効果である。

タイミングよく1992年12月の第79回沖縄県医師会医学会で「結核症の最近の変遷」をテーマにシンポジウムが開かれたことは記憶に新しい。

県内の結核患者の入院治療を一手に引き受けているこの沖縄病院から、大城盛夫院長が司会者として、久場睦夫内科医長がシンポジストとして参加した。各演者の発表内容を聞き、あらためて結核医療の様相に大きな変化を生じていることに感銘を受けた。すべてのシンポジストが異口同音に、結核への正しい理解をすべての医療従事者に求めるとともに、最近の結核軽視の風潮を戒めていたことが印象に残っている。

ここでも沖縄県の結核治療期間が短く、全国の模範であると評価された反面、一部に短すぎる治療による弊害として再発や耐性菌排出のために治療困難になる症例があることも指摘された。

入院患者の中に占める高齢者の比率が高く、全患者の半数が何らかの合併症を有し、中でも糖尿病・精神病・悪性腫瘍などの合併症が増加していることが報告された。悪性腫瘍の中でも多いのは肺癌で、結核患者が肺癌の高危険者群であることを示唆している。患者の高齢化に伴う合併症対策は、今後ますます重要になろう。

結核菌の迅速確定診断法について、最近の分子生物学の成果を応用したＤＮＡプローブ法やＰＣＲ法などもこのシンポジウムで紹介された。短期化学療法の時代となった今、鋭敏で迅速な結核菌検出法の開発と普及が待たれている。

アメリカではＨＩＶ（エイズ・ウィルス）陽性者に合併する多剤耐性菌による結核が多数報告され、予後は極めて不良で、死亡率は80％にも達するという。結核発見から死亡までの期間も極めて短く、かなりの症例で死亡後に耐性菌結核の感染と判明したため、結果的に治療が行われなかった。この教訓から、アメリカでは結核菌の検出と耐性検査の迅速化が、緊急の研究課題として取り上げられている。

沖縄県の結核は今後も減少の一途を辿ることが予想される。結核の集団発生や在日外国人の結核、さらにはＨＩＶ感染者に急増していることや耐性結核菌感染問題など、不安材料が無いわけではないが、これらを考慮してもなお沖縄病院の現有結核病床数は過剰であると考えざるを得ない。この問題の解決に当たっては、将来に禍根を残さないように関係者の叡智を結集しなければならないことを繰り返し強調したい。

■参考文献

１）沖縄県環境保健部予防課：結核の現状、平成３年版、１９９２
２）結核半減対策推進協議会：結核半減協ニュース№４、１９９２

（国療沖縄病院医学雑誌　１９９３年３月号「巻頭言」）

ＭＲＳＡ感染症の対策

院内感染の発生は患者に余分の苦痛を与え、家族を不安に陥れ、さらに医師と患者、医師と患者家族間の信頼関係を阻害する要因となる。院内感染対策は、今や、病院運営上の大きな課題となっている。

院内感染の発生には、内科・外科その他の臨床の現場だけでなく、看護部・検査部門から清掃業務に至るまで、あらゆる部門が関与している。

ＭＲＳＡ（メチシリン耐性黄色ブドウ球菌）感染症は、第３世代セフェム系抗生物質の普及とともに報告症例数が増加し、抗生物質を長期間、しかも複数使用されている例に多い。

また、感染予防の目的で、β－ラクタム剤（広域ペニシリン剤やセフェム系薬剤）が長期間使用されていることも問題視されている。ＭＲＳＡは、その強い毒性と多剤耐性の性格から、ｃｏｍｐｒｏｍｉｓｅｄ ｈｏｓｔ（免疫機能の低下した患者）に感染し易く、とくに、高齢者や術後患者に感染した場合には死に至ることすらある。現在の日本で分離されている黄色ブドウ球菌の20～40％がＭＲＳＡで、多い病院では50～60％を超えているという。

ＭＲＳＡに感染し易い患者として、広範囲熱傷、胸・腹部大手術など、外科的侵襲の大きな患者のほか、免疫抑制剤、制癌剤、ステロイド使用などのｃｏｍｐｒｏｍｉｓｅｄ ｈｏｓｔや免疫不全患者、高齢者、未熟児など、感染に対する抵抗力の弱い患者が挙げられる。基礎疾患に慢性呼吸器疾患、悪性腫瘍、糖尿病、脳血管障害（寝たきり状態）、褥瘡を有する者が多く、入院が長期化する傾向がある。

ＭＲＳＡの大流行が起きた病院のほとんどは、ベッド数が多く、重症患者が集まる大病院である。われわれの沖縄病院もＭＲＳＡの「ハイリスク病院」と言っても過言ではない。特に当院では肺癌患者を筆頭に悪性腫瘍症例が多く、開胸・開腹などの侵襲の大きな手術や制癌剤による強力な化学療法が日常的に行われている。その上、ＣＯＰＤ（慢性閉塞性肺疾患）や結核後遺症の低肺機能に悩む高齢の患者が多く、筋ジストロフィーなどのために呼吸不全に陥った患者に対する長期レスピレーター・ケアが数多く行われている。

これらの患者では、創感染が深部感染へ発展する危険性が高く、感染経路となる各種カテーテル類（持続点滴チューブ、胸・腹部ドレーンなど）の留置や気管内挿管が行われている。特に気管切開患者は、保菌者となって院内感染源になり易いといわれる。また、ＭＲＳＡを深部へ押し込む感染経路として、気管支鏡検査、気道吸引チューブの使用、レスピレーター装着などが指摘されている。

ＭＲＳＡに対する現時点で最も効果的な治療薬は、最近、日本でも点滴静脈注射が認可されたバンコマイシンである。バンコマイシン耐性の黄色ブドウ球菌は未だ、報告されていない。

従来、ＭＲＳＡ感染症の治療の切り札となる抗生物質はなく、主にホスミシンとセフェム剤の併用療法が行われていたが、高度耐性のＭＲＳＡの治療は困難であった。

ＭＲＳＡに対する感染防御機構は好中球とマクロファージによる貪食であるから、Ｇ－ＣＳＦを使用して顆粒球を増やせば、抗生物質で叩き切れなかったＭＲＳＡの一部は治るとの報告もある。今後も新しい治療薬の開発などで、現在よりも効果的な治療法が確立されると思われる。

基本的なＭＲＳＡ感染予防対策として、消毒による病院内の環境浄化、手洗いの励行、ＭＲＳＡ患者の隔離があるが、われわれの病院は個室が少ないので、隔離は実際的ではない。したがって、ＭＲＳＡ患者の診療・看護に当るスタッフは、ディスポ（使い捨て）の手袋・マスク・ガウンの着用などが必要となる。

このように院内感染対策を充実させ、易感染性患者への伝播を防ぐ一方で、化学療法の適応となる細菌感染症に、必要最小限の有効な抗生物質を使い、術後感染予防では抗生物質の適切な投与により耐性菌の増加を防がなければならない。

ＭＲＳＡの主な院内感染経路は医師やナースの手であるから、発生源を断つには「手洗い」が一番効果的である。一人診察したら必ず手を洗い、それから次の患者の処置をする習慣を身に付けることが大切である。院内に侵入してきたＭＲＳＡを食い止める手立てはこれしかない。医療従事者が自ら保菌者であるとの認識に立ち、消毒・滅菌対策の重要性を再認識することである。

院内感染対策実施のために当初は経費がかかっても、MRSA患者を減らすことは、長い目で見れば感染対策費用や医療費の節約にもなる。

全病院を挙げての対決と患者に対する愛情ある診療が、MRSA根絶の最大の武器であることを強調したい。

（国療沖縄病院医学雑誌　1992年3月号「巻頭言」）

【WHO研修報告】韓国の結核事情

1970年（昭和45年）6月から3か月間にわたって、WHO（世界保健機構）研修計画により韓国と東南アジア各地（台湾、香港、シンガポール）を訪れて、各国の結核事情を見聞する機会に恵まれた。そこで隣国・韓国の結核対策を知るために、感想を交えながらその概要をお伝えしたい。

6月1日、韓国の首都ソウル市郊外の金浦空港に到着した。その2か月前に赤軍派学生に乗っ取られた日航機「よど」号が強制着陸させられたばかりの飛行場である。到着後、直ちに韓国政府の保健社会部の結核予防課長である丁洛珍博士とＷＨＯ結核管理顧問の林新澤博士を訪問して、韓国滞在中のスケジュールの打ち合わせを行った。

民族の一大悲劇ともいうべき朝鮮動乱が終わった後、荒廃し疲弊しきった国土に追討ちをかけるように襲ったのが、肺結核の蔓延であった。以来、関係者の血のにじむような努力が続いた結果、最近になってようやく韓国の結核対策は組織化され、軌道に乗るようになった。

しかし分裂国家の悲哀とでも言うべき軍事的緊張が常に高まっているこの国では、莫大な国防費支出の重圧下にあえぎながらも、乏しい結核対策費で最大の成果を挙げようと、関係者の苦闘が今もなお続いている。

４週間の韓国滞在中、３週間はソウル市とその近郊の施設の見学に費やした。ソウル市の人口はすでに5百万を数えていて、韓国総人口３千万の実に6分の1が集中しているという大変な過密ぶりである。ソウル市中心部は30階以上の高層ビルが林立した近代的な大都会である。一方、郊外に目を転ずれば、丘の斜面にぎっしり立ち並ぶスラム街を解消するために、難民を収容する高層アパート群の建設が猛烈なスピードで進められている。

韓国の結核患者数は１２４万人と推定され、その中22万人以上の排菌者があって、毎年２万人が結核のために死亡していると言われている。しかし、結核死に対する国の統計が得られていないので正確な結核死亡率は不明である。

第1回結核実態調査

韓国では1965年に大韓結核協会の手によって全国的な規模で初めての結核実態調査が行われた。この調査では政府の全面的な協力の下に、WHOが技術援助を、UNICEF（ユニセフ、国連児童基金）が経済援助を行った。

調査結果によると、全国のツベルクリン反応陽性率は男子66・2％、女子63・1％になっている。

5歳以上の全国民の活動性肺結核の有病率は人口10万対5100である。同じ1965年の沖縄の結核有病率1148の5倍近くという高率である。韓国では都市地区の有病率が5300であるのに対して、農村地区のそれは5000である。

ところが、結核菌をまき散らして感染源となっている排菌者は、都市地区では人口10万対700であるのに対して、農村地区では逆に1060と高くなっている。このように都市よりも農村で排菌者が多くなっていることが、韓国の結核事情の特色である。農村において結核問題が一層深刻であると言われている理由がここにある。

続いて第2回結核実態調査は1970年に行われ、私の韓国滞在中に最終段階を迎えようとしていたが、まもなくその結果が明らかにされる予定である。最近、得た情報によると、これまでの結核対策に大きな誤りが無かったことが確認されたとして、関係者は今後の事業の推進に自信を深めている。

韓国の結核対策の歩み

〔1961年以前〕

第2次世界大戦が終結し平和を取り戻した矢先、再び世界を戦争への恐怖におとしいれた朝鮮動乱は、国土を南北二つに分断して収拾したが、焦土と化した国土の再建に重大な脅威となった結核に、いかに対処するかという深刻な課題を抱えて、韓国の結核対策はそのスタートを切った。

当時の結核対策は保健所、診療所、病院単位でバラバラに行われ、今日みられるような組織化されたものではなかった。

1961年末には99か所に過ぎなかった全国の保健所数は、1971年では192か所に増加している。

〔1962年以後〕

現在の組織化された結核対策事業は、WHOとユニセフの積極的な援助の下に、1962年に発足した。

１９６７年には政府保健社会部に、それまで慢性疾患課内の一チームに過ぎなかった結核班が昇格して結核予防課の誕生をみるに至った。また同年には、ＷＨＯは当時の台湾省防疥課長だった林博士を結核管理顧問として韓国へ派遣した。

彼は台湾におけるＢＣＧ直接接種方式の熱心な提唱者として知られている。韓国の結核対策にも情熱を傾け、解決の目途がつくまでは、何年でも韓国に留まる決意であると表明している。

ＷＨＯは１９６８年に結核指導医官（ＳＭＯ）を任命して、ソウル、釜山の２特別市と９道（地方自治体）に一人宛配置した。

ＷＨＯのこのような技術援助に対して、ＵＮＩＣＥＦは医療器具、備品や移動検診車などを提供することによって、経済的な側面から援助を行い、韓国の結核対策に大きく貢献している。こうした援助額は１９６７年までに、総額１０９万８４００ドルに達している。

結核対策関係の機関

〔韓国政府保健社会部〕

日本の厚生省に相当する機関で、この中で結核予防課が結核管理の全行政責任を負っている。同課には課長（医師）のほかに結核指導医官1人、結核管理看護婦1人、ＢＣＧ接種看護婦2人と事務職が11人勤務している。現在の課長は丁博士で、若くて非常にエネルギッシュな方である。ＷＨＯ顧問の林博士、大韓結核協会の李教授とともに、韓国結核対策事業の３リーダーの１人である。

結核予防課内には結核対策委員会が置かれていて、そのメンバーは学識経験者、医師、公衆衛生専門家などで構成され、３か月に１度、定例会を開いている。この委員会には企画と技術の２つの小委員会がある。

〔大韓結核協会〕

当協会は半官半民の団体で会長には前述の李教授、事務総長には前保健社会部副長官の孫氏があたり、おなじみの複十字マークを掲げて、保健社会部と密接な協力関係を保ちつつ、韓国の結核対策事業を強力に推進している。

協会には中央検査所があって、全国各地に散在する協会支部を通して、各地の検査室の指導監督に当っている。

全国から送られてくる喀痰標本は中央検査所に集められ、ここで培養検査と耐性検査を一手に引き受けている。

なお、喀痰の結核菌塗抹検査は全国各地の保健所で行われている。

〔道庁保健所〕

韓国全土は行政上、九つの道に分けられ、各道庁の保健社会福祉局保健課が、道内結核対策事業の管理運営に当たっている。保健課には医師1人、結核管理看護婦2人、書記1人が勤務していて、大韓結核協会道支部の技術員及びX線検査班と協力して、一つの結核管理チームを構成し、道内各保健所のあらゆる結核事業を管理している。2人の看護婦はBCG接種も担当している。

〔保健所〕

全国の郡・市・大都市の区には各々一つの保健所があり、現在192の保健所が活動している。

韓国の保健所業務内容は、結核と家族計画が2本の柱となっているが、ここでは結核対策に焦点を合わせて記すことにする。

各保健所では結核の新患者の登録、投薬及び患者管理が行われている。また保健所で治療業務を行っている点は沖縄と全く同様である。

薬剤はストレプトマイシン、ヒドラジド、チアセタゾンの3種が結核に対する基本薬剤として使用され、経済的理由から、パスの代わりに安価なチアセタゾンが広く用いられている点が注目を引いたが、これについては後で触れることにする。なお薬代はすべて有償であり、経済的負担は沖縄にくらべると格段に大きい。

検査技師のいない保健所では、事務職員が喀痰の染色、鏡検も行っている。保健所には普通、公看が1人駐在していて、主にBCG接種を担当している。さらに1人の結核専門医が勤務していて、主としてX線フィルムの読影と、すべての結核関係業務の監督を行っている。しかし、専門医のいない保健所がたくさんあって、そこでは所長（医師）がその業務を代行している。保健所の医師不足は韓国でも深刻で、所長のいない所も多い。

結核関係業務については全国の保健所支所でも行われ、郡保健所が直接の責任をもっている。

〔保健所支所〕

1968年以来、ほとんどの結核関係業務は地方への分散化が進んで、町村単位で行われるようになっている。これは、保健助手の養成によって初めて実現をみたのである。

政府は全国1473町村に保健所支所を設置したが、医師が確保されているのはその内、559支所に過ぎない。しかし、すべての保健所支所では少なくとも2人の職員は、専ら結核関係業務を受け持っている。

保健助手はいずれも中学卒の若い女性で、結核担当の助手は中学卒後6～9か月の訓練を受け、その中3～5か月の保健所実習を受けなければならない。一方、家族計画担当の保健助手は、２週間の訓練を受ければよいことになっている。

結核担当助手の仕事内容は、学童、未就学児へのＢＣＧ接種、喀痰の採集、新患者の登録、抗結核剤の分配、療養指導など多方面にわたっている。家族計画担当の助手は西ドイツから輸入された経口避妊薬を各家庭に普及させる役目を受け持ち、このように中学卒の若い保健助手が、全国津々浦々で大活躍をしている。

彼女達の受けた訓練期間は短いにもかかわらず、上部からの適切な指導助言があるので、その活動状況は一応、満足すべきもののようであった。

慶尚北道月城郡の外東面保健支所などは粗末な掘立小屋で、所内に一歩足を踏み入れたとたん、壁一面に所狭しと貼られた年間の業務目標グラフが目に飛び込んできた。保健助手が説明をしてくれたが、成果について短期間内に目標の90％以上、業務内容によっては１００％以上を達成しましたと、誇らしげであった。

近い将来、保健助手の活動範囲を結核以外の他の分野にも拡充する予定である。したがって韓国の保健水準の向上に果たす彼女達の役割は極めて大きくなることが予想される。

財政面からみた結核対策

韓国の結核対策費は年々、僅かずつではあるが着実に増加している。政府、大韓結核協会、ユニセフの３者が経費のほとんどすべてを負担している。

政府予算の中に占める保健関係予算の割合は、全国家予算の1％に過ぎない。50％を超えるといわれる国防予算が、ここでも重苦しくのしかかって、国民生活を圧迫していると言えよう。1966年度の結核対策費は全保健関係予算の8％であったが、毎年増額されていて、1970年度には16％に倍増している一方、ユニセフの援助額は次第に減少の傾向にある。

政府、大韓結核協会、ユニセフの結核予算を合計すると、1970年度には約370万ドルに達し、この額は韓国国民一人当たり9セントに相当する。

政府支出の結核予算の42％は在宅治療制度に振り向けられていて、その大半は抗結核薬の購入に当てられている。韓国に限らないがWHOの技術援助を受けている台湾、香港、シンガポールでも、結核治療の主体は在宅治療制度であって、入院治療に対しては我々が考えているほどの重点を置いていない。

多数の結核患者を抱えている韓国では、限られた少ない入院施設に患者の治療を頼ることは不可能であると言ってよく、いきおい在宅治療制度に頼らざるを得ない。少数の入院患者に多額の経費をかけて集中的に濃厚な治療を行うよりは、むしろ数の上では圧倒的に多い在宅患者の大量集団治療を行った方が公衆衛生学的にみて、はるかに大きな意義があると、WHOや政府の関係者は考えている。

かつてインドで行われたWHOの有名な臨床実験によると、抗結核薬を厳重な監督下に規則正しく確実に服用すれば、在宅治療でも入院治療と同じ程度に病状の改善が期待されるという。このように、さほど重きを置かれていない入院治療制度ではあるが、それでも結核予算の22％が入院経費に使われている。WHO関係者はこの額でも、まだ多すぎると言っていた。

韓国では結核のために入院できるのは一部の恵まれた階層か、あるいは外科手術を受ける患者だけである。その上、入院治療によって必ず治る見通しがたっている病状の患者であることが入院の条件であって、治る見込みのない重症患者は入院の資格すらなく、在宅のまま絶望の日々を送っているのが実情である。

韓国の結核対策で特筆すべきは、大韓結核協会が政府予算に匹敵するほどの多額の経費を年々支出してきたことである。同協会が資金獲得にも並々ならぬ熱意を持って取り組んできた証拠である。大韓結核協会の予算は政府予算と競合したり、重複したりすることなく両者間で調整が行われて、極めてスムースな協力関係が樹立されている。全国的規模で行われた過去2回の結核実態調査は、もっぱら大韓結核協会の財政負担によって実施された点も注目されてよい。

地方自治体の結核対策費は、これまでのところ比較的少額にとどまっていて、国からの助成金を受けて何とか急場を凌いでいるのが現状である。

技術面からみた韓国の結核対策

韓国の結核対策は、公衆衛生の立場から推進されていて、臨床医学的にはあまり重きが置かれていない。これを別の言葉で表現すれば、韓国の結核対策の中心をなすものは、病院や療養所のような医療施設ではなく、在宅治療制度に大きく依存しているということである。そして、この在宅治療制度を担っている人たちは、結核の専門家ではなく、保健所職員や若い保健助手たちである。その仕事は、いきおい単純で規格化されたものにならざるを得ない。その業務内容はＢＣＧ接種、患者の発見（胸部Ｘ線検査と喀痰検査による）、在宅化学療法の３点に絞ることができる。

ＢＣＧ接種

ＢＣＧ接種が始められたころは、未就学の乳幼児のほかに、小学校１年生から６年生までのすべての学年を対象に接種が行われていたが、その後は就学児童は１年生と６年生だけになり、今では小学１年生だけがＢＣＧ接種の対象者になっている、なお未就学の乳幼児に対して、現在でも保健所の公看がＢＣＧ接種を担当している。

１９６８年からは香港、台湾に続いて韓国でもＢＣＧ直接接種方式が導入された。この方式は、未就学の乳幼児に対して、あらかじめツベルクリン反応を実施しないで、いきなりＢＣＧを接種するのである。今では種痘を実施する時に、同時にＢＣＧも接種して、高い接種率を誇っている。香港や台湾のほかにシンガポールでは、生後間もない新生児期にＢＣＧの直接接種を行って結核の発病率を低く抑えようとする試みが広く行われているが、数年以内に韓国でも採り入れられる予定になっている。

ソウル郊外のＢＣＧ研究所では１９６４年以来、液体ＢＣＧが生産され、同研究所で作られているＰＰＤ（ツベルクリン反応に使用する）とともに広く全国で使われている。

しかし、遠隔地への輸送には日数がかかって液体ＢＣＧの力価が低下するので、このような場合には日本から輸入した凍結乾燥ＢＣＧを使っているとのことであった。

韓国の液体ＢＣＧについては厳重な品質管理が行われていて、充分に信頼できる力価を有していると係官は説明してくれた。

喀痰検査による新患の発見

１９６６年以前の韓国では結核患者の発見は、保健所の胸部Ｘ線撮影による検査と、大韓結核協会の移動Ｘ線検診車による活動に負う所が大きかった。

しかし、この方式では巨額の費用がかかるので、１９６７年以来、喀痰検査による結核菌陽性患者の発見に全力が注がれるようになった。Ｘ線検査にくらべて経済的にはるかに安上がりの方法なので、韓国だけでなく開発途上にある東南アジア各国でも盛んに採り入れられている。感染源となっている開放性結核患者を重点的に発見しようとするこの方法で、韓国では１

969年中に2万5千人の新しい排菌者を発見している。この数字は人口10万人当たり70人の患者を発見したことになる。

保健所や町村の係官が部落中を訪ね歩いて、咳や痰を訴えている人々の痰を採集して来るのである。これらの痰は保健所へ送られて、そこで塗抹標本を作成し、顕微鏡検査が行われる。こうして発見された新患は胸部X線検査を受け、保健所に在宅結核患者として登録され、化学療法を受けることになる。

在宅治療の問題点

日本では一般にストレプトマイシン、ヒドラジド、パスの3種類の抗結核薬を同時に併用していく方式が、結核初回治療の原則である。しかし韓国では、パスの代わりにチアセタゾンが広く用いられている。これはチアセタゾンがパスよりずっと安価であるからである。

日本ではチアセタゾンは副作用が強いので、今では用いられていない。この薬に限らないが副作用は人種的・民族的な差がかなり著しく、チアセタゾンも容易に使用される地域とそうでない所がある。

韓国では最近、パスの使用量も次第に増加しつつあり、ゆくゆくはチアセタゾンをすべてパスに切り替えたいというのが関係者の願いである。効力の点からも副作用の面からもパスの方がずっと優れているからである。

抗結核剤使用中に耐性が生じても、在宅治療の場合、二次薬を使用していない。保健所による在宅治療では二次薬まではとても手が回らないのが実情である。6か月間の3者併用療法が終わっても、なお排菌があったり、病状の改善が認められないときは、ヒドラジド単独の内服が継続して行われている。

ストレプトマイシンの注射を受けるには、病状に応じて毎日あるいは週2回、保健所まで通わなければならない。したがって保健所までの距離が遠い場合や、働きながら治療している患者の場合は、時間の都合がつかなかったりして治療なかばで脱落してゆく者が後を絶たないという。このような状況から想像できるように、韓国では新患の発見やBCG接種はかなり高いレベルで行われているにもかかわらず、治療成績は決して満足すべき域には達していないと言ってよい。現在の保健所に負わされた過重ともいえる業務内容からすれば、脱落者家庭の訪問まではなかなか手が回らない。しかし、最近になってようやく農村地方では、保健助手たちの活躍で家庭訪問が軌道に乗り、事態は好転の兆しを見せ始めた。その証拠に化学療法脱落者の数は、農村では10％以下になってきたが、都会地では依然として20％以上の高率である。

韓国結核対策上の隘路となっているのは、これら脱落者の対策である。政府もこれを解決しなければ前進はあり得ないと、いろいろ苦慮している。膨大な数にのぼるこれら脱落者を、いかにして解消するかに将来の結核対策の成否がかかっていると言っても過言ではない。

（琉球結核予防会新聞　200～203号、1971年）

第4章 長寿県・沖縄

長寿県・沖縄に赤信号点灯

２００2年12月に発表された２０００年の都道府県別生命表で、沖縄県の男性平均寿命が上位から26位に急落したことは、今まで自他共に認めていた「健康長寿県・沖縄」の県民の誇りを一挙に失墜させ、大きな衝撃を与えた。ＷＨＯ（世界保健機関）のお墨付きで「世界長寿地域宣言」を行って僅か8年目の思いもよらない展開である。

発表によると、平均寿命の伸び率は沖縄県男性が全国最下位（47位）で、女性も46位と低迷し、長らく全国一の長寿を保ってきた沖縄県は男女とも、寿命の伸びが頭打ちになっている事実をはっきり示している。このままの状態が続けば、男性に続き女性も近い将来、他県に追い越されて第1位の座を明け渡すことが確実な情勢である。

実は今日の危機的状況は10年以上も前から専門家の間では予想され、警鐘が鳴らされていた。すなわち、県民の食生活が豊かになるにつれ、伝統的な健康食と言われてきた琉球料理よりも、欧米風の高カロリーの食事を好む階層が増加し、その結果として壮年期を中心に生活習慣病が蔓延し、中高年層の死亡率を高めて県全体の寿命の足を引っぱるようになった。さらに沖縄県の特徴として肺がん死亡率が全国第1位であり、虚血性心疾患も増えつつあり、喫煙の影響も無視できない。その他に沖縄県男性死亡率で全国上位を占めるのは、20〜40歳台の自殺と青少年の交通死亡事故である。

端的に言えば肥満、肺がん、自殺、交通死亡事故を減らせば沖縄県男性の平均寿命は再び第1位を奪還し、「健康長寿県・沖縄」の再生は可能である。県民挙げての対策が急がれている。

（リビング・ウイル九州　第39号　２００３年6月発行）

介護保険見直しと健康長寿

２０００年4月の介護保険導入以来、近隣市町村から毎日、多数の高齢者が通所サービス利用者専用の送迎バスに乗って、私が勤務するクリニックを訪れる。加齢に伴う障害にめげず、高齢者同士の交流を求めて生き甲斐づくりに熱中している彼らの健康管理に従事し、適切な介護認定を受けるために主治医意見書を作成することは私の任務であるが、人生の先輩である彼等から老後の生き方を学ぶことも多い。

急速に進む少子高齢社会を迎えて導入された介護保険制度であるが、5年を経過した現在、改善すべき問題点が浮上してきた。高齢者の寝たきりを予防して自立を促すとともに家族の介護負担を減らすことを目的とする介護保険制度は大多数の国民から歓迎され、サービス利用者は倍増した。その結果、保険料負担が増大し、このままでは制度そのものの存続が危ぶまれている。とくに長寿県・沖縄の介護保険料は全国最高額である。

介護予防の観点からの見直しが今、急がれている。その理由として現在、提供されている各種の介護サービスが利用者の介護度の軽減に必ずしも寄与していないとの指摘がある。過剰、または不適切なサービス提供が利用者の自立を妨げ、身体残存機能の低下を招いているという。極端な例を挙げると、何とか歩けるのに車椅子を貸与したり、訪問介護でヘルパーが家事の全てを肩代わりして利用者に何もさせないなどの事例が報告されている。

今回の大幅な見直しで筋力向上、栄養改善、口腔ケアなどの介護予防のための新たなサービスが取り入れられ、身体介護や家事援助もヘルパーの側面援助にとどめ、出来得る限り全面依存を避けることが望ましいとされる。

介護予防を積極的に進め、高齢者の自立を目指すとともに生活習慣病の予防にも気を配り、安心して健康長寿を享受し、尊厳ある人生を完結できる日の到来を待望する。

（リビング・ウイル九州　第45号　２００５年6月発行）

禁煙で健康長寿県の復活を

２００８年4月からメタボリック症候群に着目した特定検診・特定保健指導が始まった。これは年々増加し続ける生活習慣病にかかる医療費を抑制する狙いがある。不適切な食生活、運動不足、喫煙習慣などが「生活習慣病」の元凶として従来から指摘されている。とくに喫煙は「がん」やＣＯＰＤ（慢性閉塞性肺疾患）などの原因になるほか、動脈硬化を進行させるので、禁煙の重要性が叫ばれて久しい。すなわち禁煙は確実に多くの重篤な疾患を減らすことができる方法であり、今後の特定検診指導の最重要項目の一つである。

ところで喫煙習慣の本質は「ニコチン依存症」という慢性疾患であり、本人の意志の力だけで長期間の禁煙ができる喫煙者はごく僅かであることも事実である。日本では２００６年にニコチン依存症に対する禁煙治療の保険適用が実現し、２００８年5月から私が勤務する病院でも「敷地内全面禁煙」に踏み切ると同時に禁煙外来を開始した。

禁煙外来では従来、ニコチン離脱症状を抑えるために、ニコチンパッチとニコチンガムが使われてきたが、このほど経口禁煙補助薬が日本でも使えるようになり、禁煙率達成の向上が期待されている。
沖縄県男性の平均寿命が全国一の座から転落し、「長寿県・沖縄」のイメージを失墜させた原因の一つに全国有数の肺がん死亡率が挙げられる。2008年4月から県内のタクシーも全面禁煙となり、禁煙の流れは今や、止まるところを知らず、喫煙者はますます肩身の狭い思いをしている。禁煙が沖縄県の健康長寿を復活させるための手段の一つであることは間違いない。

（リビング・ウイル九州　54号　2008年6月発行）

「純粋痴呆」をご存じですか？

85歳以上の4人に1人が罹患する「認知症」は、高齢者の増加とともに今後ますます身近な病気として、医療・介護の両面から適切な対応が求められている。診療の現場で高齢者が受診する機会が多く、認知症の早期発見・診断などを担う重要な存在である一般医師を対象にして、沖縄県でも2007年度から「かかりつけ医認知症対応力向上研修会」を開催し、数少ない認知症サポート医が豊富な経験を生かして講師を務める研修が県内各地で行われている。

「認知症」の進行とともに家族や介護職員の負担が増大し、介護疲れや虐待から起こる悲劇がマスコミに取り上げられる事態は、世相の反映そのものである。「認知症」に必ずみられる症状として物忘れや判断力の低下などの中核症状と、環境や人間関係などに起因する抑うつ、妄想、幻覚、不穏、徘徊などの周辺症状がある。認知症患者本人や介護者を苦しめ、深刻な介護地獄をもたらすさまざまな問題行動は、周辺症状に含まれる。

認知症、とくに周辺症状は社会環境によってどのような影響を受けるであろうか。この問題についての示唆に富む研究があるので紹介したい。

その調査研究は琉球大学精神科（当時）の真喜屋浩先生が中心になり、日本復帰3年後の1975年に沖縄の農村で行われた。その対象となったのは佐敷村（現・南城市）在住の65歳以上の高齢者708名である。報告によると、明らかに「老人性痴呆」と診断された人の中で、うつ状態や幻覚・妄想状態などの周辺症状を示した人は皆無であったという驚くべき事実がある。

同じ頃に東京で行われた調査では、「痴呆老人」の半数に周辺症状がみられたという。真喜屋先生は、「佐敷村のような敬老思想が強く保存され、実際に老人があたたかく看護され尊敬されている土地では、老人に精神的葛藤がなく、たとえ器質的な変化が脳に起こっても、この人達にうつ状態や幻覚・妄想状態は惹起されることなく、単純な痴呆だけにとどまるのではないか」と考察している。

周辺症状のない穏やかな痴呆状態を学術用語で「単純痴呆」と呼ぶが、臨床医としての立場から終末期医療に取り組んでいる大井玄・東大名誉教授はこれを「純粋痴呆」と名付けて、真喜屋先生の報告を高く評価するとともに、「幸せで穏やかな痴呆」が生まれる背景に言及している。

現在のような都市型の効率重視社会では「純粋痴呆」の生まれる素地は無いと見るべきであろう。深刻な問題行動は、プライドを傷つけられ、ストレスに曝された高齢の認知症患者に起こりやすいと思われる。

30年前の日本復帰前後の沖縄には、痴呆があっても社会生活を営むことが出来るゆったりとした時間が流れていたと推定される。人情に厚く、敬老精神に溢れ、痴呆老人が環境に順応し、人間関係から生じるストレスが最小に抑えられた結果、問題行動がほとんどみられない社会が沖縄の農村に実在したのである。しかしその後の本土との急速な一体化によって社会環境が激変した。

周辺症状を伴わず、問題行動と無縁な「純粋痴呆」を取り戻し、記銘力の喪失のみか、時間と場所の見当さえつかなくなった高齢者が尊厳ある生を全うできる共同社会が沖縄に再び到来する日を夢見ている。

■参考文献
1）真喜屋　浩：沖縄の一農村における老人の精神疾患に関する疫学的研究、慶応医学　55：503－512、1978
2）大井　玄：『痴呆の哲学』弘文堂　2004
3）大井　玄：『「痴呆老人」は何を見ているか』（新潮新書）、新潮社　2008

（沖縄県医師会報　2009年2月号）
（熊本県医師会報　2009年2月号に転載）

長寿県・沖縄の崩壊を巡る今後の課題

長年の間、沖縄県は全国有数の長寿社会を誇ってきましたが、2013年2月に厚労省から発表された都道府県別平均寿命の順位によると、半ば予想されていたとは言え、最近の沖縄県民の寿命の伸び率が低迷気味であることが示されました。すなわち、全国一の座を堅持してきた沖縄県の女性が3位に後退したことが明らかになり、21世紀初頭に首位の座を降りて全国30位に甘んじている男性と共に、平均寿命のトップの座を他県に譲ってしまいました。

このような結果を招いた最大の原因は、65歳未満の死亡率（早世率）の高さです。戦後27年間に及ぶ長期の米軍占領下で欧米風の高脂肪食が普及し、その結果として他県に先駆けてメタボリック症候群に代表される生活習慣病の蔓延があり、沖縄県民の肥満率は男女とも全国一です。脳梗塞、心疾患の増加が著明で、腎不全のために人工透析に移行する糖尿病患者が全国最多です。

一方、65歳以上の高齢者に限れば依然として平均余命は全国的に上位であり、早世率が高齢者を含む全県民の足を引っぱっているのです。

長寿崩壊への強い危機感から、沖縄県当局は「健康長寿おきなわ復活推進本部」を立ち上げて、特定検診、肥満予防、生活習慣改善を重点に掲げ、県民一体となって本格的な活動を２０１４年から開始することになっています。

しかし百歳を超える高齢者は今なお、沖縄県は単位人口当たり全国最多ですが、残念ながら寝たきりも多く、長命ではあるが「健康でない」期間も長いという現実があります。介護を受けたり、入院したままの期間も含めた平均寿命ではなく、心身ともに健やかで日常生活が制限されない期間の長さ、すなわち健康寿命こそが新時代に相応しい長寿であると思います。

ところで介護老人保健施設に入所中の高齢者の内訳をみると、施設による差はあるものの、80歳以上が80％、女性が80％、認知症患者が80％を占めるという「80％現象」があります。現在の介護保険サービス受給者総数（全国）は女性が男性の2倍半であり、女性の要介護期間は男性の3倍近くに達しています。

女性の要介護期間が男性に比べて長い理由として、緩やかに進行する老衰、認知症、骨・関節疾患が女性に多く、急速に進行して最期を迎える脳血管疾患、心疾患が男性に多いことが挙げられています。女性の脳血管疾患罹患率は男性の半数に過ぎません。

このような結果から、女性に対する介護関係費用の増加のために介護保険が破綻の危機に瀕するという深刻な問題が近い将来、浮上するとの観測があります。

国や県が「健康寿命」を強調するもう一つの狙いが此処にあります。健康期間が長ければ、医療費や介護費も少なくて済み、国の社会保障財政の改善も少しは期待できるということです。

健康寿命の延伸のために日頃から自ら努力するのは当然ですが、健康寿命を過ぎて病気に罹り、あるいは老衰を迎えて寝たきりになって、その末に死が訪れることが多いのも現実です。高齢化社会において生き甲斐ある幸せな老後の日々を送ることが出来るか否かは、この期間の対応に大きく左右されることは言を俟ちません。

以上、老健に勤務していて日頃、気になっていることの一端を述べてみました。

（京都大学医学部呼吸器外科学教室同門会誌　第39号　２０１４年発行）

（大阪府医師会報　２０１４年7月号に転載）

第5章 国立療養所沖縄病院での勤務

新しい施設の紹介を兼ねて

私は1980年1月1日付で琉球大学保健学部付属病院を離れ、この新設間もない国立療養所沖縄病院に呼吸器外科を創設すべく、出向してまいりました。琉球大学外科から2人の新進の外科医（いずれも岡山大学出身）が、私と行動を共にしてくれましたので、すでに着任していた2人の一般外科医（いずれも徳島大学出身）を合わせて、5人からなる外科チームができました。

沖縄病院の医師数は、院長以下15名で、内科、呼吸器科、小児科、外科、放射線科、歯科を標榜しております。国の政策医療として結核や筋ジストロフィーに力が注がれてきましたが、今後の沖縄病院は沖縄県における呼吸器疾患センターとして、ますます重要な役割を果たすべく、内容の充実を図らなければなりません。幸いにして院長の大城盛夫先生は京都大学結核研究所・辻内科の出身で、その方面の御理解が深く、私達は意を強くしています。最近、2人の呼吸器内科医（名古屋大学および山口大学出身）が着任し、スタッフの充実が着実に進み、コバルト60照射装置も始動しました。

沖縄病院は沖縄本島中部の宜野湾市郊外にあって、周囲に砂糖きび畑が広がる静かな環境に恵まれています。那覇市からの交通の便もよく、間もなく工事が始まる琉球大学医学部建設用地に近接しています。琉球大学医学部との関係は、今後ますます密接なものになると思います。

沖縄病院の病床数は430床で、その内訳は結核病床200床、一般病床150床、筋ジストロフィー病床80床となっていますが、結核患者は年々減少の一途をたどっており、結核病床の一部は、すでに一般病棟に転用されました。今後もなお、この傾向は続きそうです。

1978年以来、沖縄県では死因の第1位が悪性新生物で、その中で肺癌が胃癌をわずかに抜いてトップに躍り出るという全国初の現象が起こりました。疫学的にも注目を引いています。

沖縄県内の肺癌患者の大部分が、この沖縄病院で診療を受けており、今年1年間に入院治療を受ける肺癌患者は100人を超えると予想されています。この数字は、全国の国立療養所の中でも、近畿中央病院（約150人）、松戸病院（約120人）に次ぐ第3位にランクされる筈です。

沖縄は地理的に中央から遠く隔たり、刺激が乏しいので、現状に甘んじていると、学問・技術の進歩に取り残されかねません。したがって、なるべく中央の学会に参加するよう努力しております。また、１９８１年夏には、肺癌学会九州地方会が初めて沖縄の地で開催されることが決まりました。私達の病院が、その運営の中核としての役割を果たさなければならないと、意欲を燃やしています。

（京都大学結核胸部疾患研究所胸部外科学部門同門会誌　第3号　１９８０年発行）

国立療養所沖縄病院呼吸器外科の現状

国立療養所沖縄病院は１９８６年12月1日で開院以来、満8年が経過しました。全国の国立医療機関が統廃合を含めて運営面で厳しい局面に立たされている現在、この沖縄病院も時代の流れに即応した運営努力が求められています。

幸いにして今までの沖縄病院は、比較的順調な発展を続けてきました。特に呼吸器疾患診療部門の充実発展は著しいものがあります。ご承知の通り沖縄県は肺癌死亡率が全国一高い県ですが、沖縄病院は肺癌診療のセンター的役割を果たしてきました。年間の肺癌確定患者（新患）数は１３０例前後です。呼吸器担当医師は外科5名、内科6名で、お互いに良好な連携を保っています。外科医5名中、同門会員は小生と前里和夫君（昭和51年卒）の２人です。

他の2人も卒後10年以上経過しており、前里君を含む3人とも、今や脂の乗り切った働き盛りの胸部外科医として頑張っています。残る1人は琉球大学第2外科（心臓血管外科）からのローテーションで1～2年間、呼吸器外科の修得に当たっています。定員枠が確保されれば、関連病院の一つとして同門の若い諸君にも来てほしいと思っています。

また、小生は琉球大の非常勤講師として医学部の呼吸器外科の講義を受け持っています。九州地方会はもとより、中央の学会にも積極的に参加して、最新の知識の吸収や技術の修得にいささかの後れがあってはならないと努力を続けております。そのために九州地方会に行くにも飛行機を利用しなければならないなど、学会出席に多額の経費がかかることが大きな悩みとなっており、その費用の捻出のため、薬剤の治験に頼らざるを得ないのが実情でもあります。

先月は気管腫瘍の切除と気管支形成術に初めて挑戦し、成功しました。その他、沖縄県には他府県ではあまり見られないような症例も結構多く、時々、症例報告として学会で発表しております。なお、年間の肺癌手術件数は50例ほどです。その他、良性疾患や縦隔腫瘍の手術などがかなりあります。

当病院には消化器外科医と整形外科医が各一人いて、胸部外科医との協力で仕事も円滑に行っています。

話が前後しますが、沖縄病院の病床数は410床です。その内訳は、結核200床、一般130床、筋ジストロフィー80床となっており、病床利用率も最近では100%近い数字を示しています。

先程申し上げました通り、沖縄県は肺癌死亡率が全国で一番高い県です。男子の場合、胃癌死亡率を遥かに上回っており、疫学的にも関心が高まっております。肺癌の発生には喫煙が大きく関与しているとして、小生は肺癌予防の見地から、しばしば一般大衆の啓蒙のために講演会やテレビ番組に駆り出されています。

国立療養所沖縄病院呼吸器外科の現状と小生の近況をご報告申し上げました。

（京都大学結核胸部疾患研究所胸部外科学部門同門会誌　第9号　1987年発行）

新年に当っての抱負（1991年）

新年おめでとうございます。会員の皆様の益々の御活躍をお祈り申し上げます。

国立療養所沖縄公務員医師会は、沖縄県内にある厚生省所管の国立4医療機関に勤務する国家公務員医師が加入している団体で、現在の会員数は27名です（1990年11月現在）。

したがって沖縄県医師会所属の地区医師会としては、最も世帯の小さな団体の一つであり、代議員数も1名です。国立4医療機関とは、ご承知のように沖縄病院（宜野湾市在）、琉球病院（金武町在）、沖縄愛楽園（名護市在）および宮古南静園（平良市在）を指しています。国立医療機関の果たすべき使命として、難病や不採算医療などを含む政策医療を推進することに異議はありません。

例えば1989年に沖縄県が策定した保健医療計画によりますと、国立4医療機関の役割として「結核、重症心身障害、筋ジストロフィー、精神病およびハンセン病の医療に係わる本県の中心的医療機関として、現有機能の維持とその発展が期待される」とうたわれています。しかし、われわれ国療沖縄公務員医師会員はこれに飽き足らず、さらに医療内容の充実・発展を図り、魅力ある職場環境作りを模索しています。

具体的に申し上げますと沖縄病院は、結核、筋ジストロフィーなどの政策医療の他に肺癌、呼吸器疾患、消化器疾患、神経内科的疾患、整形外科的疾患等の診療にも力を注ぎ、高度の先駆的医療を行う専門的病院としての充実とともに、各種学会の指定・認定・関連施設として相応しい病院を目指して努力を傾けています。

また、琉球病院は精神・神経科領域の基幹病院として高度の専門的医療を行うばかりでなく、医学生の実習や卒後教育のための施設としても今後益々重要な役割を果たすことが期待されています。さらに沖縄愛楽園と宮古南静園はハンセン病の治療やアフターケアにとどまらず、地域医療への積極的な参加が期待されています。

以上の一連の動きは、国療沖縄公務員医師会員が現在の厳しい医療環境を生きていくために真剣に取り組んでいる課題です。

国立4医療機関相互の診療面での協力も、日常的に行われるようになっています。このような連携の積み重ねの中で、国療沖縄公務員医師会員相互の理解が深まるものと思います。

さらに、国家公務員医師として、われわれは全国的なネットワークによる緊密な連携を誇っています。診療・研究の面では、肺癌を例にとりますと「国療肺癌研究会」という組織があって、北は北海道から南は沖縄まで30数施設が加入して症例の登録を行い、毎年全国規模で多数の臨床研究を継続し、発表しています。

今度の課題として、国療沖縄公務員医師会が国立4医療機関の診療面での協力にとどまらず、職場環境の改善や親睦の場としての役割をも果たせるように、一人でも多くの会員の加入を期待しています。

（沖縄県医師会報　1991年1月号）

院長に就任して

新任に際しまして皆様に謹んでご挨拶申し上げます。

1994年4月15日付けで、退官された大城盛夫院長の後任として国立療養所沖縄病院長に就任しました。

1993年の事業計画に続いて1994年は業務改善計画がスタートするなど、国立医療のあり方が厳しく問われるこの時期に重責を担うことになりましたが、全力を尽くして職務を全うする覚悟です。よろしくお願い申し上げます。

国立療養所沖縄病院は、その生い立ちが全国の他の施設とは大きく異なり、第2次世界大戦で焦土と化した米軍占領下の沖縄で琉球政府によって設立された金武保養院を前身としています。

そして、1972年5月の日本本土復帰と同時に厚生省に移管されましたが、1978年12月の国立療養所沖縄病院の開院に伴って金武保養院は閉鎖され、結核医療に果たした歴史的役割を終えました。金武保養院の当時の入院患者と職員の大部分は沖縄病院に引き継がれました。

このような経緯から、当病院は今でも沖縄県における結核医療の最終拠点施設として位置づけられていますが、肺結核患者の減少に伴って結核病棟に多数の空床を抱えるようになったため、昨年12月に当時の大城院長の決断によって結核病床1単位（50床）の集約を行いました。

結核に代わって沖縄病院の重点診療疾病として新たに登場してきたのが、非結核性呼吸器疾患です。なかでも沖縄県は全国でも有数の肺癌多発県であり、１９８０年に当時の琉球大学医学部から呼吸器を専攻する数名の医師（小生もその一人です）が沖縄病院に赴任して以来、県内における肺癌診療の拠点施設として実績を挙げてまいりました。

現在では、九州管内で肺癌患者の最も多い病院の一つになっております。肺癌は国立医療機関が担うべき「政策医療」の一つとして位置づけられており、この様な事情を背景に悪性腫瘍患者の診療を効率的に実行する「政策医療病棟」を充実しなければならないと考えています。県内各地の保健所および総合保健協会などの検診機関との緊密な関係を維持しながら、沖縄病院は今後も肺癌診療センターとしての役割を果たしていく所存です。

沖縄病院は進行性筋ジストロフィー患者の県内唯一の入院施設として、絶えず満床という状況が続いています。

しかも、その他の神経・筋難病患者も多く、一般病床にも収容して診療を行っています。沖縄県には筋ジストロフィーをはじめとする神経・筋疾患の在宅患者が多く、入院の希望者も多く、関係団体からの増床要求を受けています。

沖縄病院としては結核患者の減少に伴い結核病床一単位を神経・筋の特殊病棟に種別変更したいという希望を持っていますが、様々な問題があり今後の課題となっています。

以上、沖縄病院の当面する諸問題の中から幾つかを取り上げてみましたが、病院の今後の発展のためには、職員相互の「和」が最も大切であります。病院という職場は職種の異なる多数の専門職を抱えていますので、何よりも「チームワーク」を重視したいと考えています。これに立脚して国立医療機関にふさわしい高度の医療を提供するために、微力ではありますが全職員と共に頑張りたいと存じます。

関係各位のご指導とご鞭撻を宜しくお願い申し上げまして、新任のご挨拶とさせて頂きます。

（「九州」1994年4月号）

「政策医療」とは何か

国立病院・療養所を取り巻く経営環境が悪化し、今や重大な転換期に差しかかっていると叫ばれている。特に1993年度から施設ごとの事業計画を策定して病院経営に取り組むことになり、その厳しい現実から片時も目をそらせることが出来なくなった。

国立医療機関の諸問題を解決するために、厚生省は、「政策医療」「病院の統廃合と再編成」「経営改善」「健全な労使関係」の4原則を今後とも推進する方針である。その中でトップに掲げられている「政策医療」とは一体何であろうか。

1993年秋、札幌市で開かれた第48回国立病院療養所総合医学会では、沖縄病院からも各分科会で6題の研究成果が発表されたが、その時の学会の主会場で行われた「政策医療をめぐって」と題するシンポジウムは、会場に入りきれないほど多数の聴衆を集め、この問題の関心の深さをうかがわせた。

シンポジストの5人は、それぞれ専門の異なる施設長（医師）で、がん・感染症・災害・高齢者・地域医療のそれぞれの立場から「政策医療」論を展開したため議論が噛み合わず、司会者は纏めるのに苦労し、その結果として「政策医療」とは非常に広範で漠然としたものであるとの印象を拭い得なかった。

このシンポジウムが、海図なしに荒海を漂流している感のある国立医療機関の全職員に対して、羅針盤の役目を果たしてほしいという司会者の意図は、残念ながら達成できなかったように思ったのは筆者だけではあるまい。ことほど左様に「政策医療」の解釈は一筋縄にはいかない。

もともと国立療養所における「政策医療」とは、結核・精神疾患・脊髄損傷・ハンセン病を指していたのであるが、疾病構造と医療環境の変化と共に、その内容も大きな修正を求められている。

厚生省が今後、積極的に取り組むべき施策として掲げている「政策医療」を「国の医療政策として特に推進すべき医療」という極めて漠然とした表現で定義づけ、「一般医療」に対立するものとしている。そのために「国立医療機関にふさわしい広域を対象とする高度または専門医療を行うと共に難病などの解明・診断方法の確立のために臨床研究を中心とした機能の強化を図ること」としている。

さらに、国立療養所が取り組むべき診療機能の対象として、①胸部慢性、②小児慢性（重心、筋ジスを含む）、③精神、④脳血管、⑤神経・筋、⑥難病、などの６つの疾病を列挙している。この中で沖縄病院が現在実施している診療の対象は、①、②、⑤である。しかし、「政策医療」といえども現実には、筋ジスを除いてそのほとんどは国立以外の病院でも診療が行われている。

例えば、沖縄県内で年間３５０人前後の発生が推定される肺癌症例をみても、この沖縄病院で診療を受ける患者はその半数であると思われる。しかし、我々の病院には過去10数年間に蓄積された呼吸器疾患、肺癌についての貴重な診療経験、ノウハウ、人材があるので、これを活用して国立医療機関にふさわしい高度専門医療を行い、県民の期待に応えるよう求められている。

かつては国民病といわれた結核が猛威をふるった１９４５年代には、全国の病床数の30％を国立医療機関が保有していたが、今では国立の病床占有率は5％まで低下し、病床数でみる限り、国立医療の比重は非常に小さくなっている。

さらにその後、全国的にみて国立以外の医療機関の整備が進んでこの傾向に拍車がかかり、沖縄県でも事情は全く同じである。我々の周囲を見回してみても、高額医療機器を備えた大型病院が増加し、県の保健医療計画が示す通り、沖縄県は離島を除いて一般病床数の過剰地域になっている。

このような医療環境にある沖縄病院が今後生き延びていくためには、悪性腫瘍を対象とする「政策医療病棟」を作り、難病対策として既存結核病棟の「種別変更」を進めるなど、「政策医療」を中心に活力に満ち溢れた特色ある病院作りを進めなければならない。

（国療沖縄病院医学雑誌　１９９4年3月号　巻頭言）

臨床研究の重要性

患者が病院を選択する時代が到来した。我々は施設の生き残りをかけて患者サービスの向上に取り組まなければならない。職員の接遇、療養環境の改善、インフォームド・コンセント（説明と同意）の徹底など、ハード、ソフト両面で様々な形の対応を迫られ、努力が払われている。しかし、その中で最も重要な患者サービスとは何か。当然であるが、質の高い医療を患者に提供することである。

質の高い医療水準を維持するためには、臨床研究を推進することが不可欠である。研究活動の活性化は、施設を評価する際の指標として今後ますます重要となろう。

臨床研究を進めるための環境として、我々は恵まれていると思う。当県を訪れる研究者の多くが、異口同音に「沖縄は学問研究の宝庫だ」と言う。沖縄は本土と異なる環境の中にあって、疾病構造も異なるし、未開拓の領域が広がり、学術的な示唆に富む症例も多く、やる気のある研究者にとって垂涎の的である。沖縄の疾病、症例を調査・研究することによって、これまで国内の研究では見えてこなかった問題解決の手がかりが得られる可能性がある。地の利を生かした研究の成果を期待したい。

当病院神経内科では、筋ジストロフィーに関する県内唯一の施設として早くから厚生省研究班に参加して全国的規模の調査・研究を行い、多くの成果を挙げている。また沖縄県は全国的にみて肺癌の多発地域であり、肺癌は当病院の重要診療項目の一つで、肺癌に関する臨床研究分野は予防、検診、診断、治療、予後、緩和ケアなど多岐にわたる。

しかし、患者の多くは進行した状態で発見され、初診時に外科的切除の対象となる症例は約40％に過ぎない。この臨床的現実を常に直視し、我々の臨床研究の幅を拡げ、奥行きを深めるために現在、複数の大学の基礎医学教室と共同で肺癌の疫学・発生病理学・分子遺伝学・分子生物学的研究を併せて行い、興味深い知見が得られつつある。将来、肺癌多発の原因が解明されることを期待し、今後ますます研究の充実と発展を図り、医療水準の向上に寄与したい。

（国療沖縄病院医学雑誌　１９９６年3月号　発刊の辞）

日本気管支学会九州支部総会・九州胸腔鏡フォーラムを開催して

１９９７年8月に沖縄の地で第20回日本気管支学会九州支部総会・第4回九州胸腔鏡フォーラムを開催しました。私が両学会の会長を務め、医局スタッフがよく頑張ってくれました。

今回の学会で特筆すべきは、滋賀医科大学名誉教授・岡田慶夫先生に特別講演を引き受けていただいたことです。演題は「気管支・肺胞の上皮系細胞に関する二、三の話題」で、先生の最も得意とされる分野の一つであり、聴衆に多大な感銘を与えました。私にとっても当時の京大・胸部疾患研究所第五研究室で岡田先生に直接ご指導を受けたテーマであり、大変興味深いものでした。その他に教育講演、特別報告が各1題、一般演題は気管支関係45題、胸腔鏡関係13題の多数を数え、盛況でした。抄録は気管支学19 (7)：５７３〜５８７、１９９７に掲載されていますので、ご覧ください。

台風銀座といわれる沖縄で8月に学会を開くことは多大のリスクを伴い、台風直撃ともなれば島全体が完全に孤立してしまいますが、私達の願いが天に通じたのか、当日は好天に恵まれ、胸を撫で下ろしました。会場は宜野湾市の沖縄コンベンションセンターで、海上へリポート建設・移転で政治問題化している米海兵隊の普天間基地に程近いところです。

両学会の沖縄開催は、これまでの呼吸器疾患領域における私達の診療内容が評価された結果であると受け止めています。

現在、国療沖縄病院では年間約７００件の気管支鏡検査が行われています。１９９２年に胸腔鏡を導入して以来、現在までに４５０件の胸腔鏡手術が行われ、胸部外科手術の40％が胸腔鏡下に行われています。胸腔鏡下肺葉切除もすでに40例を超え、従来の標準開胸術を中心とする胸部外科手術は変貌を遂げつつあります。なお九州支部傘下の施設で最も早く胸腔鏡下肺葉切除を成功させたのは私達のスタッフでした。

他施設と際立って異なる点は、手掌多汗症に対する胸腔鏡下胸部交感神経節切除症例が多いことで、すでに120例に達しました。亜熱帯に属する沖縄の地理的要因が背景にあると思いますが、患者は沖縄県内にとどまらず、海を越えて本土各地からも訪れています。

18年前から毎年継続して発行している「国療沖縄病院医学雑誌」を、今回は記念号として学会開催に合わせて刊行し、参加者に配布しましたところ、大変好評を博しました。私達の日頃の診療活動についてご批判いただければ幸いです。

（京都大学胸部疾患研究所胸部外科教室同門会誌　第20号　1998年発行）

日本気管支学会九州支部総会・九州胸腔鏡フォーラムを終えて

1997年8月に第20回日本気管支学会九州支部総会・第4回九州胸腔鏡フォーラムを開催しました。私が両学会の会長を務め、事務局長として国立療養所沖縄病院の石川清司・副院長が采配を振るい、大田守雄、川畑勉両医師らを中心に医局スタッフが頑張ってくれました。両学会の沖縄開催は、これまでの呼吸器疾患領域における私達の診療内容が評価された結果であると受け止め、光栄に思っています。

この学会の会期は毎年８月下旬から９月上旬と定められていますので、私たちがもっとも危惧したのは、台風の襲来でした。沖縄でこの季節に学術集会を開くことは多大のリスクを伴い、台風襲来ともなれば島全体が完全に孤立して学会どころの騒ぎではなくなります。幸運にも私達の願いが天に通じたのか、当日は好天に恵まれ、心配は杞憂に終わり、胸を撫で下ろしました。

会場は沖縄コンベンションセンター（宜野湾市）で、大・中会議室の２会場で講演と討論が行われました。

特別講演は私の恩師の一人である前・滋賀医科大学学長の岡田慶夫先生にお願いしました。演題は「気管支・肺胞の上皮系細胞に関する二、三の話題」で、先生の最も得意とされる分野の一つであり、当時の京大・胸部疾患研究所の研究室で私が直接、先生に指導を受けたテーマでもあり、その後の研究の展開を知る上で大変興味深いものでした。

特別報告は、臨床の現場で独創的な胸腔鏡周辺機器を次々に開発している当院の国吉真行・外科医長が九州各県の多くの施設の協力を得て、「結節性肺病変に対する胸腔鏡下手術の適応と手技」と題して発表しました。

教育講演は福岡大学第２内科の豊島秀夫先生に依頼して、「肺気腫症の病態生理と外科療法の効果」という呼吸器科領域で現在、もっともホットなテーマを取り上げてもらいました。

公募の一般演題は気管支関係45題、胸腔鏡関係13題という多数の演題が九州各県から寄せられ、盛況でした。

現在、国療沖縄病院では、年間約700件の気管支鏡検査が行われています。また1992年に胸腔鏡を導入して以来、現在までに450件の胸腔鏡手術が行われ、胸部外科手術の40％が胸腔鏡下に行われています。胸腔鏡下肺葉切除もすでに40例を超え、従来の標準開胸術を中心とする胸部外科手術は変貌を遂げつつあります。なお九州・沖縄の施設でもっとも早く胸腔鏡下肺葉切除を成功させたのは私達のスタッフでした。

他県の施設と際立って異なる点は、手掌多汗症に対する胸腔鏡下胸部交感神経節切除症例が非常に多いことで、すでに120例に達しました。亜熱帯に属する沖縄の地理的要因が背景にあると思いますが、患者は沖縄県内にとどまらず、海を越えて本土各地からも来院しています。最近では、インターネット上で公開されている沖縄県医師会のホームページ「メディネット大樹おきなわ」の一般向け医療情報にアクセスして、全国各地から当院に問い合わせが来ています。多様な情報化時代の到来を実感しています。

「国療沖縄病院医学雑誌」は当院の医局で1980年1月から発行している定期刊行物ですが、今回発行の第18号は装いを変え、記念号として学会開催を視野に入れて編集し、初のカラー写真特集「胸腔鏡下手術」（当院外科・大田守雄医師）を組みました。その他にも胸腔鏡関連の統計や症例が掲載されています。

学会当日にプログラムとともに参加者全員に配布しましたところ、大変好評を博しました。

この雑誌をご覧の上、私達の日頃の診療活動についてご批判いただければ幸いです。

さらに学会記念としてテレフォンカードを作成しました。カードのデザインは県立中部病院副院長・安次嶺馨先生がヤンバルで苦心の末、撮影に成功した県指定天然記念物・フタオチョウの優美な姿を使わせていただき、会員の間で好評でした。

偶然ですが、この学会の特別講師・岡田慶夫先生は日本鱗翅学会の創設者の一人であり、チョウ愛好家仲間ではよく知られた方です。この学会が取り持つ縁で「おきなわメディカル昆虫同好会」の諸先生が岡田先生と一緒にチョウの観察に出かけ、同先生を囲んで懇親の場をもつという副産物までついた稔り多い学会でした。

なお、沖縄県医師会のご好意により、今回の両学会を日本医師会生涯教育講座として認めていただきました。

最後に、学会を盛り上げていただきました県医師会会員の皆様と、学会開催にあたり物心両面からご協力を賜りました関係各位に改めてお礼申し上げます。

（沖縄県医師会報　１９９８年２月号）

学会開催記念号の刊行に際して

「国療沖縄病院医学雑誌」第18巻第1号を、第20回日本気管支学会九州支部総会、ならびに第4回九州胸腔鏡フォーラムの開催に合わせ、記念号として刊行することになりました。

両学会の沖縄開催は、これまでの呼吸器疾患領域における私たちの診療内容が評価された結果であり、大変光栄に存じます。

国療沖縄病院は、従来、政策医療を担う専門病院として結核、筋ジストロフィーなどに重点をおいて診療活動を行ってきましたが、私たちは肺癌を中心とする呼吸器疾患をもっとも重要な診療科目の一つとして設定し、国立医療機関にふさわしい質の高い医療を県民に提供するために努力を続けてきました。

呼吸器疾患領域における医療機器の開発は目覚しいものがあり、とくに電子気管支鏡の導入によって画質が飛躍的に向上し、操作性や記録面でも大きな進歩がありました。光学ビデオシステムの発展によって実現したこれらの成果は、新しい医療機器、器具の開発・改善と相俟って、臨床の現場に胸腔鏡の急速な普及をもたらし、胸部疾患領域の診療面で大きな変革がありました。

日本気管支学会認定施設として現在、沖縄病院では年間約６００件の気管支鏡検査が行われています。さらに1992年に胸腔鏡を導入して以来、現在までに350件の胸腔鏡手術が行われ、胸部外科手術の40%が胸腔鏡下に行われています。胸腔鏡下肺葉切除もすでに30例に達し、従来の標準開胸術を中心とする胸部外科手術の様相が変わりつつあります。

今回発表される気管支学や胸腔鏡に関する最新の知見を通して、この学会が日常の診療内容の一層の向上と発展に寄与することを期待しています。

（国療沖縄病院医学雑誌　1997年8月号　発刊の辞）

国立療養所沖縄病院創立50周年を迎えて

国立療養所沖縄病院は、敗戦後の混乱期に猖獗を極めた肺結核を撲滅する使命を帯びて、1948年8月に沖縄県国頭郡金武町に創設された沖縄民政府公衆衛生部金武保養院を前身としています。したがって創設以来、すでに50有余年が経過しました。当時の劣悪な社会環境下で結核医療に大きく貢献した金武保養院は、沖縄医療史に特筆すべき輝かしい成果を収めました。当時の職員のご苦労に限りない感謝の念と深甚なる敬意を捧げます。

その後、幾多の変遷を経ましたが、1972年5月の日本復帰とともに厚生省に移管されて国立医療機関としての整備が始まりました。1978年12月の現在地（宜野湾市）への新築移転は、多数の結核患者の遠距離移送を伴い、当時の大城盛夫院長をはじめとする職員のご苦労の数々は今も語り継がれています。その時以来、病院名を「国立療養所沖縄病院」と改称して診療を開始し、今日に至っています。

この機会に50年の歩みを記録し、今後の沖縄病院の発展のために役立てたいと考え、記念誌を発刊することになりました。ご多忙の中をご寄稿いただきました関係各位、貴重な資料を提供いただきました旧職員の皆様に厚く御礼申し上げます。

古い記録は既に散逸したり、資料が不完全なために記念誌の内容に不充分な箇所があることは否めませんし、諸般の事情で発刊が大幅に遅れましたことに対しても深くお詫びいたします。先人先達のご苦労、当時の琉球政府および厚生省当局のご指導、ご支援をあらためて想起し、将来に向かって私達は立派な業績を残す努力を怠ってはならないと決意しています。

現在の沖縄病院は、結核療養所からの脱皮を図るために診療内容の見直しや軌道修正を行った結果、沖縄県全域を診療圏として高度先進医療を提供する専門病院に生まれ変わりました。診療内容は結核を含む呼吸器疾患と筋ジストロフィーを含む神経筋疾患が中心ですが、今後は放射線診断・治療部門を充実させ、国立医療機関に相応しい政策医療を担う基幹病院として、患者の立場を尊重し、高度で良質の医療を提供するために努力を続けます。関係各位の変らぬご指導とご支援をお願い申し上げます。

政策医療と独立行政法人

病院経営をめぐる厳しい環境の中で国立医療は今後、どのような方向に進んでいくのであろうか。国立医療機関のベッド数は、1945年代の発足当初は国全体の約30%を占めていたが、現在では僅か5%に減少し、ベッド占有率からみた国立医療の比重は著しく小さい。このような状況下で国立医療機関が生き残るためには、「一般医療」を民間病院や自治体病院などに委ねて、国は「政策医療」を行うべきであるというのが現在の国立医療を進める上での大方針である。

それとともに国立病院・療養所を従来の国の組織から切り離して国立医療の再構築を図る動きが着々と進められている。すなわち、国立がんセンターなどのナショナルセンターとハンセン病療養所を除く総ての国立医療機関は、21世紀の開幕とともに独立行政法人へ移行する予定である。未知の分野に踏み込むことになるので不安も大きいが、法人化に伴って施設長の裁量権が拡大され、企業会計原則が適用されるので、経営責任が重くなる反面、施設の健全な発展

（創立50周年記念誌　2001年3月発行）

の好機であるとする肯定的な意見も多い。

独立行政法人移行後の病院の役割として、これまで国が担ってきた政策医療を着実に引き継ぐことになる。政策医療の内容は時代とともに変貌を遂げてきたが、厚生省が現在、政策医療の対象として挙げている疾病には次のようなものがある。すなわち、悪性腫瘍、循環器疾患、免疫異常などであるが、これらの疾患は高度先駆的医療の対象として、今後の医学・医療技術の開発・普及によって治療成績の向上が期待される。

その他に歴史的・社会的経緯から地方・民間での対応が困難で、国が前面に出て対応することが必要な政策医療の対象疾病としてＨＩＶ（ヒト免疫不全ウイルス）感染症、ハンセン病などがある。また、国がいわば「最後の砦」としての役割を果たすことが必要な疾患として、精神疾患、筋ジストロフィー、ＡＬＳ（筋萎縮性側索硬化症）等の神経難病、結核などが政策医療の対象として挙げられる。

私の勤務先である国立療養所沖縄病院では、入院患者の9割は、肺がん・肺結核等の呼吸器疾患と、筋ジストロフィー・ＡＬＳなどの神経難病で占められ、すでに政策医療に純化されているといって過言でない。これらはいずれも沖縄県民の健康を脅かす重要な疾病で、政策医療として取り組むのに相応しい。

当院の前身は結核療養所で、敗戦後の混乱期に猖獗を極めた肺結核を撲滅する使命を帯びて米軍占領下に創設され、当時の劣悪な社会環境下で所期の目的をほぼ達成した。

しかし近年の結核患者数の減少傾向にブレーキがかかるとともに、学校や病院などで散発的な集団発生がみられたり、在日外国人やＨＩＶ感染者の結核発病が増加するなど、憂慮すべき事態が起こっている。当院は歴史的背景から結核治療の最終拠点施設としての役割を今後も果たすよう県民から求められている。

沖縄県は肺癌死亡率が全国で最も高い地域である。全国レベルでは１９９３年に男子の肺癌死亡数は胃癌のそれを凌駕して癌死亡のトップに躍り出たが、沖縄県では１９８１年に全国に先駆けて胃癌死亡率と肺癌死亡率が逆転し、「肺癌先進県」として疫学の面から注目を集めている。肺癌は、働き盛りの多数の県民の健康にとって重大な脅威となっている。

このような環境にあって、当院は沖縄県の肺癌センターとしての役割を果たしてきたが、21世紀の高齢化社会を迎えて今後ますます、充実発展させることが必要である。

県内唯一の筋ジストロフィー専門病棟を保有する当院では、依然として入院待ちの状態が続いている。沖縄県では未だ、筋ジストロフィーの発生が減少せず、次第に空床が目立ってきた他県の病棟と様相を異にしている。

その理由として沖縄県が離島県であるために、他県に比較して人口移動が少なく、遺伝性疾病が集積しやすい地理的環境が指摘されている。ＡＬＳなどの神経難病患者も当院に集中し、精力的な診療とケアが行われている。

このように当院では診療内容が政策医療に純化された結果、専門病院のイメージが定着し、診療内容の硬直化が懸念されるようになった。独立行政法人化によって弾力的な病院運営が可能になるので、今後は政策医療に重点を置くだけでなく、地域に開かれた親しめる病院を目指して、当院にふさわしい一般医療を適切に組み合わせ、バランスのとれた診療体制を構築することを考えている。

　一方、政策医療の中には多くの不採算医療が含まれていることも事実である。1998年10月に金沢市で開催された国立病院療養所総合医学会で、行革委員の塩野谷裕一氏は「行政改革と国立医療」と題する特別講演を行い、その中で「政策医療は効率性を重視しなければならないが、効率性は必ずしも採算性を意味しない」という主旨の発言をされている。独立行政法人移行後の政策医療のあり方に示唆を与えた言葉として私の記憶に残っている。

　この総合医学会は「国立医療の輝ける再構築」というスローガンを掲げて開催されたが、これが実現をみるか否かは、独立行政法人移行後の国立医療が時代の要請に応えられる政策医療を展開し、患者満足度の高いサービスをどれだけ提供できるかに懸かっている。

（日本病院会雑誌　1999年1月号）

国療沖縄病院医学雑誌創刊20周年記念号の発刊に際して

１９８０年1月に沖縄病院医局で呱々の声をあげた本誌は、今年で満20歳の成人に達しました。20年前の沖縄病院は新築移転後の日も浅く、前身の結核療養所からの脱皮を目指して、暗中模索・試行錯誤の日々を繰り返していました。沈みがちな医局員の士気を鼓舞するために、当時の医局有志は医学雑誌の発行を思い立ったのです。このような経緯が示す通り、発表の場を提供することによって医師の研究意欲を刺激し、医局の活性化を図ることを目的として本誌は創刊されました。

創刊後の本誌は比較的順調に発展し、医局員による多数の研究成果が内外の学会で発表され、学術論文として結実するなど、医局の活性化に大きく貢献しています。当院の診療内容・水準を公表し、医師の活動状況を紹介する本誌は、医学雑誌であると同時に業績年報としての側面も備えています。しかし、内容・体裁に未熟な点も多く、創刊20周年を機会に読者諸賢のご批判を仰ぎたいと思います。

国立医療機関は２００４年の独立行政法人への移行に備えて現在、政策医療・臨床研究・教育研修・情報発信という４つのキーワードで示される課題に取り組んでいます。

当院の診療領域は従来、呼吸器疾患や神経難病などの政策医療が中心で、今後も一層の充実を図っていきますが、政策医療を支える関連一般領域の医療にも積極的に参加し、バランスのとれた親しめる病院を目指しています。

国立の名に恥じない質の高い医療水準を維持するために臨床研究は不可欠であり、情報発信は本誌に課せられた重要な役割であると認識しています。今後とも読者のご支援をお願いする次第です。

（国療沖縄病院医学雑誌　１９９９年12月号）

21世紀の開幕にあたって

いささか旧聞に属しますが、私達の病院が第31回全国国立療養所肺癌研究会をお世話することになり、先進主要8か国沖縄サミット終了直後の２０００年8月25日に宜野湾市で開催しました。沖縄開催は永年の願望でしたが、20世紀最後の年に実現の運びとなりました。

当日は天候にも恵まれ、北海道から九州・沖縄に至る全国各地から肺癌の臨床に取り組んでいる国立療養所の仲間が大勢、参集しました。沖縄開催は今日まで私達の施設で営々と築き上げてきた業績が認められた結果であり、大変嬉しく思います。

研究会では琉球大学医学部長・岩政輝男教授（病理学第2講座）に「沖縄県の肺癌―その特徴―」と題して特別講演をお願いし、病理学・ウイルス学の見地から肺癌多発地域である本県の肺癌発生の本質に迫る研究成果を報告していただき、聴衆に多大の感銘を与えました。

私達が沖縄病院で経験した数多くの症例が先生のご研究で充分に活かされたことを誇りに思うとともに、素晴らしい成果を挙げていただいたことに深甚なる感謝を捧げます。その成果の一端を本号掲載の源河ほか「沖縄の肺癌の疫学・臨床・病理研究」から窺い知ることが出来ます。

国立療養所近畿中央病院外科医長時代に第28回日本肺癌学会会長を務められた澤村献児先生を研究会当日、来賓としてお招きしましたが、出席者全員に配布した本誌の前号（第20巻）をご覧になって「このような学術雑誌は全国の国立療養所に例を見ず、カルチャーショックを受けた」と過分のお褒めの言葉をいただきました。臨床研究・情報発信を積極的に推進する立場にある私は、大いに意を強くした次第です。

国立医療機関は今後、全国に張り巡らされた政策医療ネットワークを活用して多施設共同研究や大規模臨床治験を実施しようとしています。国療沖縄病院は専門医療施設として「神経・筋疾患」と「呼吸器疾患」のネットワークに積極的に参加し、この領域の医療水準の向上に大きく貢献することが期待されています。

２００４年度中に国療沖縄病院は独立行政法人に移行することが決定しています。医療を取り巻く未曾有の厳しい環境の中にあって私達は政策医療分野の機能強化を図り、国民の期待に応える努力を続けます。

新世紀の開幕に当たり、読者各位の一層のご支援をお願いする次第です。

（国療沖縄病院医学雑誌　２００1年3月号）

変わる国立療養所
情報化時代のセンター病院を目指して——政策医療３本柱構想

沖縄病院の特殊な歴史と地理的背景

第二次世界大戦末期の酸鼻をきわめた沖縄戦終結以来、沖縄県は27年間にわたり米軍占領下に置かれていた。当時、猛威を振るった結核の撲滅を目指して所期の成果を収めた「琉球政府立金武保養院」は、１９７2年5月の日本復帰とともに厚生省に引き継がれ、「国立療養所沖縄病院」と改称し、戦前戦後を通して県内初の国立医療機関として新たな第一歩を踏み出した。このように当病院は、全国各地の国立療養所とは異なる独自の歴史を歩んで来た。

さらに当院は、本土から隔てられた離島県に設置された国立療養所であり、例えば施設間連携一つをとっても県外施設とは海を隔てていることが隘路になって、容易に進捗しない。

情報伝達手段の発達により、離島県であるが故の情報格差は解消されてきたが、新世紀を迎えた今、情報技術革命とともに物理的な距離も縮まり、ますます発展が予想される全国政策医療ネットワークの活用によって、海を越えた施設間連携が盛んになることを期待したい。当院の将来像を語る際にこの様な歴史的、地理的背景を無視することはできない。

国療沖縄病院の現状と課題

国立移管後の沖縄病院は、「患者の立場を尊重し、高度で良質の医療を提供する」という理念を掲げて政策医療を推進してきた。その原動力として、チーム医療の中心に位置する有能な医師の存在が欠かせない。

しかも単独存続施設として3年後に独立行政法人に移行する当院が、現在の厳しい医療環境の中で生き延びていくためには、病院経営面で貢献度の高い医師を確保することが今後、ますます重要である。

沖縄病院は政策医療として、肺結核を含む呼吸器疾患と筋ジストロフィーを含む神経・筋疾患を中心に沖縄県民に専門医療を提供してきた。現在の沖縄病院入院患者の90％以上は、これら2領域のいずれかの疾病領域で占められ、診療内容は政策医療に特化されている。患者紹介率も60％を超えて専門病院としてのイメージが定着し、呼吸器および神経・筋疾患の治療センターとしての機能を発揮している。

しかしながら従来、実施してきた呼吸器疾患と神経・筋疾患という政策医療の2本柱だけでは健全な経営基盤を確立するために充分とは言えず、新たに第3番目の診療の柱が必要になってきている。

今後は近隣医療機関と競合せず、相互補完的な病診連携・病病連携が可能であり、これまでに蓄積した肺癌診療の経験を生かせる「放射線治療センター」を3番目の柱とし、対象となる悪性疾患の領域を拡大して地域医療に貢献したい。

国療沖縄病院を取り巻く医療環境

沖縄県内の国立医療機関は4施設で、すべて療養所である。

すなわち、琉球病院は精神・神経疾患と重症心身障害の医療を担当し、沖縄愛楽園・宮古南静園の両療養所はハンセン病の医療を担当している。

県内4国立療養所の患者の高齢化に伴う生活習慣病対策を推進するために療養所相互の緊密な連携は当然であるが、県内の自治体病院、民間病院との連携や肺結核および肺癌検診実施機関との協力体制を、一層、強固なものにする必要がある。

当院は沖縄県福祉保健部に設置されている各種委員会にも積極的に委員を派遣し、行政サイドとの連携も密にしている。

例えば、沖縄病院長は県医療審議会委員として「沖縄県保健医療計画」の策定に関与し、同副院長は県成人病検診管理指導協議会肺癌部会の部会長として、肺癌検診従事者講習を企画するなど精度管理を徹底させ、効率よい検診を目指している。また、県内すべての保健所の結核審査協議会には当院の呼吸器科医師が手分けして参加し、適正な結核医療水準を維持するよう努力している。

琉球大学および鹿児島大学の両医学部との関係は、単に医師供給源として重要であるだけでなく、共同臨床研究を推進して当院の医療水準を向上させることに寄与している。当院に隣接して設置されている沖縄県森川養護学校は、学齢期の筋ジストロフィーおよび神経難病患者の療育に欠かせない存在である。

九州厚生局によって隔年開催される沖縄県地域医療連絡協議会は、沖縄県における医療資源を有効に活用するために設置された調整機関であり、とくに国立4療養所の役割を明確化し、県立各病院および琉球大学医学部付属病院との連携を推進する重要な会議であり、今後のあり方が注目される。

沖縄病院では医師の業績年報を兼ねて「国療沖縄病院医学雑誌」を20年以上も前から定期的に刊行し、臨床研究の成果を公表して内外の批判を仰ぎ、治療水準の向上に努めている。医局の活性化にも役立っているので、今後とも斬新な内容を盛り込んで雑誌発行を続け、医療情報の発信を推進する。

呼吸器疾患（肺結核を含む）センター構想

①診療

設立の経緯から明らかなように、沖縄病院は結核療養所として多数の肺結核患者の治療に当たってきた。現在も当院は沖縄県における結核医療の最終拠点施設であり、1999年7月の「結核緊急事態宣言」に呼応して結核病棟の陰圧化工事を行い、難治性の多剤耐性結核に対する治療体制の整備を進めている。

九州管内で福岡県に次いでエイズ患者が多い沖縄県では、合併症の中でも頻度が高い肺結核に対する治療も視野に入れ、エイズ医療支援施設としての役割を果たすことになっている。

元来、沖縄県は肺癌多発地域として知られており、全国で最も早い時期に肺癌死亡率が胃癌死亡率を凌駕した県である。このような背景から地域社会の要請も強く、当院では原発性肺癌の診療に積極的に取り組んできた。

呼吸器内科医・外科医の確保と関連医療機器の整備によって沖縄県内の肺癌センターとして軌道に乗り、現在では早期診断から終末期の緩和ケアに至る、あらゆる病期の肺癌治療に対処している。すなわち、外科療法、内科療法、放射線療法を必要に応じて組み合わせる集学的治療が盛んに行われている。

高齢化社会の到来とともにますます増加が予想される呼吸器疾患に一連の慢性閉塞性肺疾患

があり、中でも肺気腫は呼吸器リハビリテーションや胸腔鏡下肺容量減少手術の対象として今後、積極的に検討を加えるべき疾病と考えられる。

胸腔鏡を用いて行う胸部外科手術症例の増加は瞠目すべきものがある。その応用として当院は、沖縄県に患者が比較的多い手掌多汗症を対象に胸腔鏡下胸部交感神経切除術を「日帰り手術」として、当院独自のクリティカルパスの援用下に実施している。

多汗症の外科療法は身近な医療として、今ではインターネットで全国的に知られるようになり、沖縄病院のホームページにアクセスした患者が海を越えて来院するようになった。情報化時代の医療の一端を垣間見る思いである。在院日数の短縮を図る上からも、このようなユニークな関連医療も取り入れ、診療領域の拡大を図りたい。

②臨床研究

２０００年に構築された呼吸器疾患政策医療全国ネットワークを活かして実施する結核関連の共同研究の他に、肺癌に関する大規模臨床研究や、制癌剤の治験を進めたい。今後は同ネットワークを利用して高度専門医療施設である近畿中央病院に直接、症例を登録し、効率的な全国規模の呼吸器疾患共同研究が可能になるように、ソフト面での充実を期待している。

沖縄病院は九州管内の施設でもっとも肺癌症例数が多く、国療肺癌研究会の幹事施設であり、ＪＣＯＧ肺癌外科研究グループ（厚生省研究班）の一員でもある。沖縄県は全国的にみて肺癌多発県として知られているので、沖縄の肺癌の発生要因に焦点を当てた多施設共同研究が盛んに行われた経緯があり、他大学の基礎医学教室と共同で行った疫学や病理学の分野では、沖縄ならではのユニークな研究成果が出ている。

今後は癌遺伝子に関する分野にまで研究領域を拡大し、将来は当院に臨床研究部を設置して優秀な人材を確保し、医局だけでなく看護部、薬剤科、検査科、放射線部門、栄養管理室などを含む病院全体で取り組み、高いレベルの臨床研究を行って診療内容を理論的に補強したい。

神経・筋疾患（筋ジストロフィーを含む）センター構想

①診療

他県の筋ジストロフィー患者の発生は明らかに減少しているが、沖縄県では今なお、学齢期の患児が発見されており、顕著な減少傾向は見られない。その原因として、沖縄県の特殊合計出生率は全国一高く、かつては離島県であるが故に他地域との交流が少ない閉鎖社会であったため、遺伝性疾患が蓄積される傾向を指摘されてきた。

沖縄県では神経内科医が極端に少ないこともあって、筋ジストロフィーのほか、筋萎縮性側索硬化症（ALS）、家族性神経原性筋萎縮症、先天性代謝異常、脊髄小脳変性症、パーキンソン病、多発性硬化症、多発神経炎などの神経難病の治療を国に委ねてきた経緯があり、今後もこの方針に変更はないと思われる。鹿児島大学第3内科から神経内科医の派遣を受けている当院においてのみ、神経・筋難病を対象とする高度かつ良質な医療の提供は可能である。

沖縄病院の神経難病および筋ジストロフィー病棟ではＱＯＬ（生活の質）の向上を目指す治療と看護・介護を提供するとともに、対症療法として骨・関節の変形や拘縮の進展防止、筋力維持のための理学療法士による機能訓練が行われている。

根本的な治療法は未だ解明されていないが、数々の病因遺伝子の発見に代表される研究の進歩と療養環境の整備により患者の延命が図られてきたが、その反面で疾病の重症化が進み、これに伴う各種の深刻な問題が顕在化してきた。積極的な呼吸不全対策として、気管切開や人工呼吸器装着の患者が増加し、この傾向は今後ますます強まることが予想される。したがって、安全面に最大限の配慮を行いつつ、適切な医療を提供することが求められている。

今後は「待つ医療から出かける医療」にも心がけ、在宅患者に対する訪問看護やデイケア施設の積極的な利用を促し、在宅人工呼吸器管理を軌道に乗せて院外生活の援助を行うほか、神経難病に対する地域支援ネットワークの整備が急務となっている。

②臨床研究

過去に行われた難病実態調査では、沖縄県内で独特の病態を示す疾患が数多く発見され、研究者達から「沖縄県は学問研究の宝庫」とも言われてきた。神経難病も例外ではなく、当院神経内科では、沖縄型筋ジストロフィーなどの幾つかの疾病について病態の解明が進められている。

沖縄病院の神経内科スタッフは、早くから厚生省精神・神経筋疾患研究委託費筋ジストロフィー研究班に所属して遺伝相談、病態の把握、治療と看護、ＱＯＬの向上などに関する研究に取り組んで数々の成果を挙げ、その業績は高く評価されている。今後の展望として筋ジストロフィー出生前診断、脱水による各臓器の梗塞の解明、中枢気道狭窄を来す脊柱変形の防止、筋強直性ジストロフィーの呼吸管理法などが重要な課題となろう。さらに専門病院として神経・筋に関する政策医療ネットワークに参加して、神経難病に関する全国規模の臨床研究と新薬開発のための治験を進めたい。

この他にＨＴＬＶ－１関連脊髄症（ＨＡＭ）を発見・命名した鹿児島大学第３内科の協力を得て、ＨＴＬＶ－１関連気管支肺疾患（ＨＡＢ）に関する病理形態学および免疫学的研究が当院呼吸器外科提供の切除肺を材料として進められている。

将来は当院に臨床研究部を併設し、有能な人材を確保して疾病の成因に迫る疫学、臨床、病理研究を推進したい。

放射線治療センター構想

沖縄病院の診療機能の充実を図り、病診連携の実を挙げるため、第３番目の柱として「放射線治療センター」の開設を目指している。放射線専門医師の確保が困難で、放射線治療設備に莫大な経費を必要とすることから、沖縄病院近隣の大型総合病院で放射線治療を行っている施設は、大学病院を除いて存在しない。

現実に近隣医療機関から当院に対して放射線治療を引き受けてほしいとの要望が高まっている。沖縄病院で20年以上にわたり蓄積してきた肺癌に対する放射線治療の実績と経験を生かして、今後は治療対象疾患を拡大し、地域医療に一層の貢献をしたい。すなわち、疾病横断的に頭頚部腫瘍、乳癌、膀胱癌、子宮頚癌などの放射線感受性の高い領域の悪性腫瘍に対する放射線治療を考えている。

当院では昨年秋以来、放射線科医師の常勤が実現し、診療情報の提供を積極的に行った結果、肺癌以外の悪性腫瘍に対する放射線治療の依頼が次第に増えている。幸いなことに琉球大学医学部放射線医学教室の後押しもあり、放射線治療センター実現に向けて実績を積み上げていく方針である。

（「九州」２００１年３月号）

看護婦の二交替制勤務導入騒動始末記

看護婦の勤務体制にはいろいろな種類があり、従来の三交替制は選択肢の一つに過ぎないとして、厚生省（当時）は、かなり前から全国の幾つかの国立病院で、実証的研究と称して、看護婦などの二交替制勤務の試行を行っていた。

病棟の状況によっては二交替制がふさわしいとの結論に達し、九州地方医務局（当時）を通して、管内の国立病院・療養所で二交替制の導入を前向きに検討するよう通達があった。私達の病院でも、導入を検討することになった。

二交替制といっても、週40時間の勤務時間は厳守される。1回の勤務時間は長くなるが、夜勤回数は減少する。深夜の出勤・退勤はなくなる。深夜の引継ぎ・申し送りもなくなる。患者にとっては一晩中、同じスタッフの看護を受けられるので、安心感がある。

これらのメリットとは逆に、長時間労働となり、看護婦の健康が損なわれ、医療ミスに繋がるというデメリットが大きく取り上げられた。

1997年の年明けとともに院内に導入検討委員会を発足させ、議論を重ねた。二交替制を検討しようとする病院側と、これをあくまで阻止しようとする職員側との間で度重なる会合をもったが、最後まで理解と協力が得られなかった。

二交替制導入の動きは、県内では私達の国療沖縄病院以外になく、各地の病院組合幹部らが導入阻止を要求して院長室に押しかけ、面会を強要する事態となった。

ある時は、子供まで動員して「お母さんを苛めないで」と院長室前の廊下で叫ばせるなど、異常な様相を帯びるようになった。県下のほとんどの市町村議会では、これらの組合の要請を受けて二交替制導入反対の決議を採択し、抗議文を送りつけてきた。病院近くの空き地では職場集会が繰り返し行われ、導入反対のスローガンを大書した立て看板が林立し、那覇の中心街ではデモ行進や導入反対の寸劇まで繰り広げられた。

野党の国会議員は、国政調査権を発動して東京から飛来し、県会議員は抗議行動と称して院長に面会を強要し、導入の撤回を迫った。地元マスコミは、連日、二交替制導入反対の立場から一大キャンペーンを張って、この問題を大きく報道した。

院内では副院長が各病棟を廻って繰り返し導入に理解と協力を求める会合を開いたが、いずれも物別れに終わった。騒然とした状況の中で、看護部長の出席を求めて看護総会の開催を要求してきたが、冷静な協議の場とは程遠く、この要求を断った。

院長室だけでなく、自宅にも不穏な電話がかかるようになったので、反対勢力に取り囲まれた際の緊急脱出方法を真剣に考え、初めて携帯電話を持つことになった。

患者の中にも積極的な導入反対者がいて、病棟内で反対の署名を集め始めた。

この患者が持参した紹介状には結核菌塗抹陽性と記載されていたので、入院を断れなかった。当院の入院時検査では塗抹陰性であったが、胸部X線像から肺結核を否定できず、少なくとも培養結果が判明するまで入院を継続することになった。

外堀も内堀も導入反対勢力に埋め尽くされ、四面楚歌の状況下に二交替制導入の準備が進められた。2月9日の導入予定日を1か月延期して、理解と協力を得るための努力が更に続けられたが、双方の主張は平行線のままであった。導入前日の3月8日には病院幹部が病棟を廻って協力を要請したが、冷ややかな反応であったことを今でも記憶している。

導入反対勢力は組織化され、現場の生の声が全くと言ってよいほど聞こえてこなかった。廊下ですれ違う若い看護婦の「先生、頑張って」という激励の小声が、何よりも嬉しかった。粘り強い説得工作を続ける副院長から時折聞かされる看護婦達の本音ともとれる導入賛成の感触が、私の大きな支えとなった。

3月9日の午前零時を挟んで二交替制勤務が始まった。

当初、危惧していた混乱もなく、深夜まで院内で待機していた私達病院幹部は安堵した。昼勤と夜勤の交替時は勤務時間帯を少しづつずらすことで、夜勤看護婦の負担を幾分でも軽減し、引継ぎがスムースに行われるように配慮した。

実施後は毎週、看護婦の健康状態をアンケート形式で調査したが、次第に体調不良等の訴えが減少していった。

二交替制勤務をきっかけに退職した看護婦は皆無である。導入から4年を経過した現在、二交替制勤務による健康被害はほとんど聞かれなくなった。今後の課題は現在の夜勤2人体制を3人体制に増員することであり、早期実現を望みたい。

現場の看護婦達の意見によると、二交替制導入によって彼女らも一般のOLと同じように教養や趣味に当てる自由時間が増加し、価値観の多様化した現代にふさわしい勤務体制になったと考えている。

私達の病院は夜間の入退院や処置の少ない結核病棟と慢性呼吸器疾患病棟で導入したが、最近の国内の傾向を見ると、外科系病棟でも二交替制勤務を導入している病院が増えている。今後、この傾向は加速されると思う。

この騒動で心身ともにもっとも大きな打撃を蒙ったのは、現場の病棟婦長達である。連日、導入反対のスタッフに取り囲まれて、胃の痛むような日々の連続であったに違いない。登校拒否ならぬ出勤拒否に陥りそうになった婦長の苦境は、充分に理解できる。

二交替制導入を経験して、長年の慣習を一挙に変えることの困難さをいやと言う程、思い知らされた。同時に、責任ばかりで権限がない国立病院長の悲哀も味わった。

国会では、野党議員の質問に対して当時の首相や厚相は「二交替制勤務は現場の状況を病院長が独自に判断して導入する」と答弁し、追及の矛先をかわしていた。特に心が痛んだのは、今回の騒動で一部の看護婦との対人関係が、一時的とは言え、ギクシャクしたものになったことである。常に看護婦の味方であると自認していた私として、痛恨の極みである。

（沖縄県医師会報　２００1年3月号）

沖縄病院合同送別会での挨拶

今日は私たちのために合同送別会を開いていただき、厚く御礼申し上げます。

私が沖縄病院に着任して以来、職員の皆様のご指導、ご鞭撻、そして病院のために一生懸命働いて下さったすべての職種・職場の皆さんのお蔭で、ここまでくることが出来ました。あらためて感謝申し上げます。

沖縄病院でいろいろのことを経験しましたが、今となっては楽しかったことだけが思い出になっています。今後の私の貴重な財産として大切にしたいと思います。

私は20年前に肺癌治療センターを作ろうという意気込みで琉球大学を飛び出し、沖縄病院に参りました。石川副院長、国吉外科医長、久場内科医長が私の後に続いて来てくれました。

　中国の文化大革命を思い出すようで言葉は悪いのですが、私を含むこの4名を、私は「四人組」と呼んでいます。

　お蔭様でその後も有能な方が後に続いて、全国的にも高く評価される念願の「肺癌を含む呼吸器センター」を実現したと考えています。これを支えていただいているのは看護婦の皆さんを始め、全職員の方々であることを忘れたことがありません。

　その一方で、神経・筋センター構想も鹿児島大学第3内科の絶大な援助によって着々と進められ、末原神経内科医長を中心に、現在、見るような全国でもハイレベルの診療活動を行っていることは、職員の皆さんが一番良くご存じの通りです。

　今後は、放射線診療センター構想の実現に向けて一層の努力が必要とされますが、沖縄病院の理念にも謳われていますように「患者さんの立場に立って高度かつ適切な医療を提供」していただきたく、宜しくお願い致します。

　私を除く退職、あるいは転勤される皆様に一言、お礼を申し上げます。今日まで病院のために長期間にわたり困難な仕事に全力を注ぎ、立派な業績を挙げて頂きましたことに対して深く感謝申し上げます。新しい生活、新しい任地でのご活躍とご健康をお祈りいたします。

　最後に私事ですが、来月早々から老健施設に併設のクリニックで診療に従事することになりました。人生の大先輩である高齢者のための健康相談相手として、今までの経験を今後、生かすことが出来ればと考えているところです。
それでは職員の皆様のご健康と病院の限りない発展をお祈りいたします。

（２００1年3月）

第98回沖縄県医師会医学会総会会頭挨拶

第98回沖縄県医師会医学会総会の開催に当たり、ご挨拶できますことを大変光栄に存じます。このような機会を与えてくださいました県医師会会長・稲富洋明先生、県医学会会長・比嘉實先生をはじめ、会員の皆様に厚く御礼申し上げます。

かつて私も長年、この医学会の企画運営にあたる幹事の一人としてお手伝いをさせていただいたことがあります。毎年2回開催されるこの学会は、全国規模の、あるいは九州地方会のような専門領域の学会と異なって、日頃の臨床の成果・疑問点・悩みなどを、診療科の壁を越えて、よそ行きでない本音で議論できる、ローカル色豊かな学術集会であります。

あと2回で第１００回の節目を迎えようとしている現在、この学会の一層の活性化を目指して運営面で議論を重ねつつ、改革が進められています。

ご承知のように、数年前から一般演題をポスター中心の発表に切り替えて深く掘り下げた討論を可能にするなど、その一つの現れであると思います。学会で何よりも大切なことは、一般演題の内容であり、学会のレベルを左右するのは、一般演題を中心に行われる活発な討論であると思います。

今年は沖縄県男性の平均余命が全国上位から一挙に平均以下の26位に転落したというニュースが、大きな衝撃となって全県を駆け巡りました。多くの方がそれぞれの立場から県内の疾病構造、生活習慣、気候や精神風土に至るまで、あらゆる角度からこの問題を取り上げて原因分析が行われ、長寿県再生への道が模索されています。私はここで、あえて別の視点から沖縄県の疾病、特に悪性腫瘍について一言、触れてみたいと思います。

沖縄県は地理的・歴史的環境が本土から隔絶されていた時代が長く、全国とはかなり異なる疾病構造があり、長寿の問題を含めて早くから疫学の専門家の注目を集めていました。日本復帰前の1967・68年と10年後の77・78年の2回にわたって県医師会医学会、国立がんセンター研究所疫学部、癌研究会癌研究所病理部、当時の沖縄県環境保健部の四者による全県規模の悪性腫瘍実態調査が行われ、私も肺癌を担当しました。

その結果、全国のどの県よりも沖縄県で高率に発生する癌は肺癌、食道癌、口腔咽頭癌、子宮頸癌、リンパ組織の癌であり、どの県より低い発生率の癌は胃癌でした。

つまり、沖縄に多い癌に共通する特徴は、すべて扁平上皮癌とリンパ組織由来の癌で、外界からの慢性的刺激に繰り返し暴露されて扁平上皮化生を起こす粘膜、あるいは病原体侵入を防ぐ砦とも言うべきリンパ装置に発生する癌であることから、沖縄県は本土に較べて外界からの刺激が特に強い地域であることが示唆され、私達の注目を引きました。

当時の研究者たちは、沖縄には「宝の山」とも言うべき、手つかずの疾病の集積があるとの感想を述べていたことが思い出されます。

その後も実態調査で得られたデータが基礎資料として利用され、次々と新知見が明らかにされました。研究の裾野も次第に広がって、例えば国療沖縄病院と琉球大学第２病理との共同研究では、喫煙以外の危険因子として肺の高分化扁平上皮癌とヒトパピローマウイルス感染との関連性が解明されてきました。

その後は、県民の生活水準の向上や衛生状態の改善によってウイルス感染による影響は低下し、ここ数年間の国療沖縄病院のデータによりますと、扁平上皮癌は減少し、特に高分化型は姿を消し、今では腺癌が原発性肺癌の過半数を超えています。また沖縄に胃癌が少ない理由として、県民のライフスタイルとは別に、胃の粘膜に寄生するヘリコバクター・ピロリのタイプが本土（福井県）に較べて沖縄では欧米型が多いことが示され、その研究成果が今年の日本癌学会総会で報告されたばかりです。

沖縄の疾病を注意深く観察することで、すなわち限りなくローカルに徹する研究態度が沖縄固有の疾病構造を明らかにするだけでなく、普遍的な事象を解明する道筋を示してくれる可能性があることを信じて、日常の臨床経験の一つ一つを大切にしたいものです。

この後、すぐ行われます特別講演は、医師主導による臨床試験の管理運営支援体制を指導しておられる京都大学医学部付属病院探索医療センター検証部・福島雅典教授にお願いしました。「疾病制圧への道〜治療成績向上のための臨床科学基盤」と題するご講演で、いかにして厳しい評価に耐えうる新しい標準治療法が確立されていくかについて多くの示唆に富むお話をお聞かせいただけるものと大いに期待しております。

引き続いて行われるシンポジウムは「自殺防止を目指した各科におけるうつ病診療—医療連携を通して—」をテーマに掲げて行われますが、働き盛りの沖縄県男性の高い自殺率を低下させる手がかりが得られるものと、大きな関心が寄せられています。

最後に、本学会の企画運営にご尽力いただきました医学会幹事の先生方と医師会事務局の皆様に、あらためて深甚なる謝意を表する次第です。

（２００３年１２月13日）

第37回国立名誉院長会総会における挨拶

ウェルカムスピーチをということなのですが、一言ご挨拶申し上げます。

先日、国立名誉院長会会長の田中靖彦先生からお電話をいただいて、この役を引き受けてくれということで、突然のことで私もびっくりしたのですが、先輩方を差し置いて私に務めさせていただいたことに、あらためて感謝申し上げたいと思っております。

去年の総会開催地は北海道と聞いておりましたが、今年は遠路はるばる、沖縄に皆様お出でいただきまして、大変嬉しく思っております。


私は国立沖縄病院の院長を定年退職したのが２００１年です。20世紀から21世紀に移り変わる時ですね。今年は２０１６年ですから、ちょうど15年経過しました。その当時のことを今、懐かしく思い起こすのですが、あの時は、私が定年で辞める前年（２０００年7月）に、サミット（先進主要8か国首脳会議）が沖縄で開催されました。

私の勤務先の国立沖縄病院が、後方支援施設として不測の事態に備えていろいろな準備をさせられました。病院職員だけでは足りないので、国立大阪病院から応援のドクター達に来ていただいて、非常に心配しながら、ちょうど暑い時期で熱中症の可能性もあると聞いておりましたので、そのための準備をしていたのですが、幸いにも機動隊、警察官の勤務時間を短縮したために、何事も起こらずに無事に終わってホッとしたことを思い出しております。

それからもう一つ記憶に残っているのは、ちょうど１９９９年から２０００年に変わる瞬間にコンピューターの２０００年問題というのが起こりまして、私達は大変な事態になったらどうしようと心配していたのですね。

私達の病院は筋ジストロフィー病棟があり、人工呼吸器を装着された多数の患者さんが入院していますので、１９９９年から２０００年に変わる瞬間に何が起こるか予想ができないということを聞いておりました。業者をはじめ、私達医師、看護師、その他大勢の職員が、緊張しながらその瞬間を待っていたのです。

太平洋上の日付変更線が２０００年に変わった瞬間、幸いに何事も起こらず、安堵したことを覚えています。そういう時代に私はおりまして、あれからすでに15年が経過してしまったのかと感慨を新たにしています。

それから、私の在職中に起こった重要課題は、看護婦の二交代制勤務問題です。沖縄県の全医療労働組合員が阻止運動のために毎日のように病院に押し掛け、院長室の前で大声をあげたりして、大変な騒ぎになりました。警察官に警備を厳重にやってもらい、もし病院幹部が組合員に取り囲まれて身の危険を感じた場合のために、私達はその時初めて警察の指導の下に携帯電話を所持するように求められました。当時はまだ、携帯電話が普及していない時代でした。

幸いにして二交代制勤務は職員協力のお蔭で何とか、導入されることになりました。後日、やって良かったという職員が多かったのでホッとしたものです。私が定年で院長職を辞任した前後の思い出として一番印象に残っています。

ここで話題を変えますが、本日の国立名誉院長会総会が開かれている宜野湾市については、全国的にマスコミで報道されている通り、普天間飛行場がすぐ近くにあり、米軍基地移設問題で有名になった場所です。オスプレイがそこに常駐しておりまして、時々この会場付近を飛んでいると思います。

ご承知のように沖縄県は高齢社会です。元来、沖縄県は全国都道府県の中でも長寿県として名を馳せていたのですが、２００1年になって沖縄県男性の平均寿命が1位から転落して、今では全国26位になってしまいました。これは米軍による占領時代が長かったので、米国流の食生活習慣その他によって、壮若年層の死亡率が高くなったのが一因です。その後、沖縄女性も全国一長寿の座から降りて第3位になりました。

それにもかかわらず、高齢者にとりまして沖縄は、やはり住みよい場所であると評価されています。先日の全国紙の世論調査によると、定年退職後、住んでみたい所は日本のどの都道府県かという問いの答えは、私の予想に反して第1位が沖縄県でした。沖縄県のどこかという問いには、那覇市が第1位でした。

実際に定年後に沖縄に移住する方も増え、沖縄本島だけでなく、離島の宮古島、石垣島に住居を構える方も少なくないようです。私が住んでいる那覇市首里は、首里城をはじめ観光名所が多数ありますので、どうぞ皆さん、時間がありましたら是非、行ってみて下さい。

ところで、首里城の守礼門がデザインされた紙幣の2千円札をご存じですか。沖縄ではこの紙幣をもっと使うようにと銀行などは一生懸命になっていますけれども、あまり流通していないのが現状です。是非とも守礼門もご覧になっていただきたいのですが、いろんなことを言う人がいるもので、日本国内に行ってがっかりする観光名所が三つあるというのです。その一つ目が札幌の時計台、二つ目が高知県の播磨屋橋、そして三つ目が守礼門だそうです。

国立沖縄病院での20数年間に及ぶ私の国立病院勤務医生活を振り返り、取り留めのないお話をさせていただきました。ご清聴ありがとうございました。

（2016年11月10日　沖縄県宜野湾市　ラグナガーデンホテルにて）

第6章

昭和・平成・令和の時代の医療に身をおいて

春の学会シーズン

今年も陽春4月とともに春の学会シーズンの到来です。

従来、春と秋に集中していた医学関係の学会や研究会でしたが、医学の専門化、細分化が著しく進んだ結果、学会の数もそれに応じて増加し、季節を問わず一年中、いつでも全国各地で学会が盛んに開かれるようになっています。

その上、全国規模の学会の合間を縫うようにして、それぞれの学会の地方会も隆盛を極めています。関係する専門分野の学会だけでも付き合いきれないほど数が多く、医師たちの悲鳴が聞こえてきます。ある先輩医師が皮肉をこめて言いました。「君たちはそんなにたくさんの学会に出席して、一体いつ勉強するのかね」。

それはともかく、大学で習得した知識は数年も経過すれば時代遅れになるほど、現在の医学の進歩は急速です。日本医師会の綱領を持ち出すまでもなく、日進月歩の学問に遅れをとらず、最新、最良の医療を提供するために、医師は生涯学習を義務付けられている職業人です。このため医師会活動の中で医師自身に課せられる生涯教育は、大きな比重を占めています。このために、学会や研究会の果たす役割は極めて大きいものがあります。

学会に参加して最新の知識を吸収するだけでなく、日ごろの研究や診療の成果を発表して世に問うことは一層、大切なことと思われます。活力に満ち溢れた病院であるか否かの判定基準の一つとして、そこで働く医師たちの学会活動の質が問われることになります。

医師だけが参加していた従来の閉鎖的な医学会にも最近、運営面で新機軸が打ち出されるようになりました。

医師以外の参加を認めようとする動きがその例です。先年、名古屋市で行われた日本癌治療学会では「癌の告知をめぐって」というシンポジウムに看護婦の参加を得て白熱した討論が重ねられましたし、日本肺癌学会では、検診部門に限られてはいますが、数年前から医師以外の肺癌検診従事者も参加できるようになりました。

その中にあって沖縄県医師会医学会は、一般市民の参加という点で、一歩も二歩も進んでいます。この学会では毎年1回、沖縄県民の健康に深く根ざした問題を取り上げて公開シンポジウムを行っていますが、これまでに採用されたテーマの中に「たばこと健康」「癌の終末期医療」「結核症の変遷」などがあります。昨年は「世界最長寿地域における老化をめぐる諸問題」というテーマで、パネリストとして医師のほかに福祉問題の専門家や老人福祉センター所長を迎え、自由参加の聴衆の幅広い共感が得られました。

医療と社会との接点を求めてやまない医師会の姿勢を後退させることなく、県民と医師会の交流を、今後とも積極的に深めたいものです。

「学会出席のため休診」の張り紙に、読者の皆さまのご理解をいただければ幸甚です。

（琉球新報　１９９４年４月５日朝刊）

沖縄県医師会医学会の歩み

第二次大戦末期の地上戦で未曾有の惨禍を蒙ったにもかかわらず、生き残った沖縄の先輩医師達の復興にかける思いは熱く、戦乱の余燼未ださめやらぬ１９４６年４月に早くも沖縄医療団が設立された。翌年から沖縄医療団医学会が年２回の割で開催され、演題は寄生虫病・マラリアなどの感染症が中心であった。

１９５１年１月に沖縄群島医師会（沖縄県医師会の前身）が結成され、同年11月28日に第１回沖縄群島医学会が首里城址の琉球大学講堂で開かれた。現在まで連綿として続いている沖縄県医師会医学会は、これをもって嚆矢とする。当時の演題は結核に関するものが大半であった。

１９５２年に沖縄医学会雑誌が復刊され、学会発表の内容を記録した特集号として今日に至っている。

１９６４年に那覇市東町に沖縄医師会館（現・那覇市医師会館）が建設され、原則として学会は毎回この会館で行われるようになった。それ以前は那覇市を中心に県内各地を巡回し、名護・コザ・平良・石垣の各市で、時には趣向を変えて基地内の米軍将校クラブで開催したこともあり、学会出席は県内旅行を兼ねた楽しみもあった。

１９７６年に県立医療福祉センターが浦添市当山に建設され、学会会場はここに定着した。この時から6月の学会は特別講演、12月はシンポジウムを行うという慣行が確立した。

１９８６年のシンポジウム「たばこと健康を考える」は初の一般公開で、好評を博した。その後も沖縄のがんの実態、がんの末期医療、集団検診、医療と福祉などをシンポジウムで取り上げ、一般にも公開している。

沖縄県医師会医学会は各診療科が渾然一体となり、開業医・勤務医が一堂に会する総合医学会である。毎回１８０題もの研究発表があり、全国に比類のないこの学会の今後一層の隆盛を期待する。

（沖縄県医師会編『うちなー健康歳時記パートⅡ』１９９６年刊）

「結核研究所」以後の私

当時の京都大学結核研究所（結研）外科療法部第5研究室で、4年間にわたって臨床・研究の分野で岡田慶夫先生（前・滋賀医科大学学長）のご指導を受けた後、青柳・長石式両頭肋骨剥離子を懐に抱いて米軍占領下の沖縄に帰郷したのは1967年（昭和42年）のことである。

その頃の沖縄は肺結核の外科手術がまだまだ盛んで、肺切除に明け暮れる毎日であった。肺癌の手術は稀で年間数例に過ぎず、結研で肺癌の勉強をしていた私にとって物足りない思いがしていたが、間もなく抗結核薬リファンピシンが登場し、手術適応となる肺結核患者が激減した。代わって急激に増加したのが肺癌で、「先見の明があった」と密かに喜んだものである。

その後も肺癌症例の増加は止まるところを知らず、沖縄では1981年（昭和56年）には肺癌の死亡率が胃癌を追い越した。しかもその格差は年々開いていたが、さすがに最近ではその増加率は鈍化してきているようである。ちなみに、日本人男子の胃癌と肺癌死亡率との逆転が起こるまでには、その後10数年の歳月を要した。

このような背景もあって、現在、私達の施設で治療を受けている原発性肺癌の新患症例数は、年間160例に達する。全国の国立療養所で構成する国療肺癌研究会の中でも、肺癌症例が最も多い施設の一つである。今では沖縄県は、全国の肺癌多発地域として知られるようになり、その疫学的背景や原因究明のために、各地の大学から「肺癌先進県・沖縄」の私達の所に基礎・臨床の両分野から共同研究の誘いが来るようになった。

現在までに共同研究を行ってきた大学は、名古屋大学医学部予防医学教室、千葉大学医学部肺癌研究施設病理研究部、東海大学医学部移植免疫学教室、浜松医科大学第1病理学教室、鹿児島大学医学部第3内科学教室、琉球大学医学部第2病理学教室などである。

研究の手法も、沖縄県環境保健部の支援を得て全県を視野に入れた大規模な疫学（症例対照研究）に始まって、最近では個々の症例についての病理学的研究、遺伝子解析に至るまで、その内容もきわめて多彩である。

データ集積がほぼ終わった現在、解析の最終段階に入っているが、沖縄ならではのユニークな結果が出つつある。呼吸器外科の分野では、京都大学胸部疾患研究所の母教室（人見滋樹教授）との関連が密接で、「西日本肺癌手術の補助化学療法研究会」の発足とともに参加し、数次にわたる研究に関与している。

これらの共同研究を通して、私達の施設は多くの新鮮な刺激を受け、診療面で質の向上を図るとともに、施設、特に医局の活性化にも大いに役立ててきたが、他大学の研究者に多くの知己を得たことは、私にとってこの上ない幸運であった。

学会関係では1983年（昭和58年）に前・国療沖縄病院長の大城盛夫先生が日本結核病学会九州地方会・日本胸部疾患学会九州地方会を主宰したのに続いて、1997年（平成9年）には、私が日本気管支学会九州支部総会・九州胸腔鏡フォーラムの会長を務めた。今までの私達の診療活動が評価された結果と受け止めている。

この学会を機に岡田慶夫先生ご夫妻を沖縄の地にお招きし、特別講演をしていただいたことは忘れられない。

（『胸部研の五十七年』京都大学胸部疾患研究所創立57年記念誌　1998年刊行）

三題噺（高校野球・サミット・二千円札）

1999年4月の沖縄は地元新聞の号外が2回も出るという異例の月になった。1回目は春のセンバツ高校野球で沖縄尚学が全国制覇を遂げた時、2回目は先進主要国サミット開催地に沖縄県が決まった時である。

前者は、沖縄の高校生の実力（ただし野球）もここまで来たかと素直に全県民が喜びを分かち合った。後者は、そこまで沖縄に配慮してくれるかと小渕首相に好感を持つ人が多かった反面、政治的配慮が大きく働いた結果として、県民の間に賛否両論が渦巻いた。

10月になると、今度は来年の西暦2000年に合わせて2000円札が発行される事が決まり、表の図柄と透かしにサミット開催県・沖縄の守礼門が登場すると知らされた県民の驚きは大きかった。これも沖縄への配慮が働いた結果であろう。

俗に「来てがっかりの三大観光名所」だという。北から南に並べると、札幌の「時計台」、高知の「播磨屋橋」、沖縄の「守礼門」だそうであるが、真偽のほどはわからない。守礼門は私の自宅からも近く、日頃の散歩コースに入っているので、個人的には子供の頃から愛着を感じている。

昭和から平成に改元された時、色紙に大書して新元号を国民に披露した小渕首相（当時の官房長官）は「平成おじさん」と言われたが、今や「ハイサイおじさん」に変身した。甲子園の高校野球で沖縄県チームが出場すると、応援歌として必ず「ハイサイおじさん」というローカル色豊かな沖縄民謡が手拍子に合わせて演奏されるのでお聞きになった方も多いであろう。「ハイサイ」とは沖縄方言で「こんにちは」を意味する挨拶言葉である。

沖縄サミットは最も暑い季節の7月に開催される。サミットに備えて大掛かりな準備が必要で、現在、その対策が進められているが、医療支援も頭の痛い重要な課題である。

サミットは国家行事であるから国が全責任を負うことになっているが、地元の協力がなければ動きが取れない。東京から医療チームが派遣されるが、地元の県立病院・琉球大学医学部などの施設を最大限に利用することになり、国・県・医師会との連絡会議がすでに何度も行われている。

私が勤務している国療沖縄病院は後方支援病院として、全国から動員されて炎天下に重装備で警備を担当する５０００人の警察官の日射病対策としてベッドを確保することになるらしい。

日米協議の対象として注目されている米軍普天間基地（飛行場）は国療沖縄病院に程近く、最近、特にジェット機の低空飛行による騒音がひどく、会議が中断するほどである。米軍が周辺住民に騒音を撒き散らして、基地の県内移設を煽り立てているような気がする。

「アメ（経済振興）とムチ（軍事基地）」政策に翻弄された県知事は、間もなく苦渋の選択として沖縄県北部に移設先を決めて、サミットを迎えようとしている。沖縄の地上戦終結から55年も経過しているのに、世紀を超えて基地との共存を強いられることが確実である。戦争の影響の大きさをつくづく思い知らされている。

（京都大学医学部呼吸器外科学教室同門会誌　第23号　２０００年1月発行）

台湾へ寄せる思いと「榕樹会」

沖縄県医師会と台湾台中市医師公会との姉妹会締結以来、1年が過ぎました。今後、両医師会会員の交流が益々盛んになることが期待されています。

沖縄県医師会会員の中には台湾で医学を修めた人や同地で開業、あるいは生活されていた人も多く、台湾は沖縄県にとってもっとも身近な外国であり、郷愁に誘われて懐かしい思いを馳せている方も少なくありません。

さらに第二次大戦末期の戦火を避けるために疎開先の台湾各地で学業に励まれた後、焦土と化した敗戦後の沖縄に引き揚げて来られた方も多いと聞いています。

台湾在住経験がある、あるいは台湾に好意的関心をお持ちの沖縄県医師会会員にぜひともご紹介したい組織があります。台湾の代表的な樹木「ガジュマル」の漢名にちなんで名づけられた「榕樹会」です。この会は台湾の小学校または国民学校で学んだ人達が集まって結成した会です。「榕樹会」事務局は京都市にあって、全国各地に支部があり、会報「榕樹文化」誌（A4版）を年3回発行して会員に配布しています。

最近1年間の会報からその内容の一部を拾い上げると、「戦後台湾史の記憶」「高砂義勇隊の戦記」「昭和天皇の思い出」「鄭成功伝・考」「台湾人と日本語」「なぜ米軍は台湾に上陸しなかったか」「台北・南門小学校は蛇学校」など、多方面にわたる論考・記録・随筆などが掲載されています。沖縄と台湾との交流についての興味深い記事も時々見られます。本誌は日本国内では会員制で非売品ですが、台湾では店頭でも販売されているそうです。

台湾と私との関わりについて簡単に述べさせていただきます。生後まもない昭和11年、私は父親の転勤に従って日本植民地時代の台湾にわたり、彰化市に2年間滞在した後、台北に移り、その間に現地の南門国民学校に入学、翌18年に沖縄に帰郷するまでの合計7年間の台湾暮らしを経験しました。

次に「榕樹会」との関わりについて述べます。昭和18年に沖縄に帰郷したのも束の間、翌19年8月には沖縄戦を避けるために、今度は九州へ疎開しました。

その時の記憶を頼りに書いた拙文「学童疎開船・対馬丸の思い出」が沖縄県医師会報（2005年8月号）に掲載されました。インターネット上で沖縄県医師会のホームページを見ていた「榕樹会」本部役員の目に留まり、この記事が「榕樹文化」誌上に転載されました。この役員が私の京大時代の先輩で、「榕樹会」沖縄支部の結成を役員会に諮って賛同を得て、同誌上で呼びかけてくれました。

このようにして沖縄県医師会報が取り持つ縁で「榕樹会」沖縄支部の開設に弾みがついて、

私が世話役を引き受けることになりました。情報化時代の今、あらためて私は県医師会報ホームページの威力を思い知らされました。

沖縄県医師会と台湾台中市医師公会との姉妹の絆を緊密にするだけでなく、台湾との友好親善を一層深めるために幼少年期から青年期まで台湾の学校で学んだ医師会会員の皆様の「榕樹会」入会を期待しています。また台湾に友好的関心がある皆様の入会を心から歓迎しています。

（沖縄県医師会報　２００６年２月号）

医者冥利に尽きる

先頃、私は京都市で行われた医学部卒業45周年記念クラス会に出席し、懐旧の情を新たにした。この45年間に私が専攻する呼吸器外科領域の対象疾患は大きな変貌を遂げ、衰退著しい肺結核外科に代わって日本人の死亡原因第1位に躍り出た肺癌が、現在直面する最大の標的疾患である。医学・医療の進歩も著しく、気管支ファイバースコープの開発、ＣＴに象徴される画像診断の進歩、胸腔鏡手術の普及など枚挙にいとまがない。

今までにさまざまな患者の治療を経験したが、いつまでも記憶に残るのは、治療がうまくいかず、苦労した患者の辛い思い出ばかりである。そんな中で何事もなく良好な術後経過をたどった一人の患者に関する、ささやかな経験を紹介したい。

昭和30年代後半に呼吸器外科医師としてのスタートを切った私は、当時の京都大学結核研究所外科療法部（現・京大医学部呼吸器外科）に入局して多数の肺結核患者を受け持ち、今では全く行われなくなった胸郭成形術や空洞切開術などの肺結核外科手術の手ほどきを先輩医師から受けていた。

そのような日常の中で、私は30歳代の男性の肺結核患者を担当した。ベッドサイドに足繁く通い、採血に始まって血球計算、血液像、結核菌塗抹、呼吸機能の各検査にいたるまで臨床検査技師に任せることなく、主治医自ら行うことが当たり前の時代で、医師と患者との関係は必然的に濃密なものにならざるを得なかった。

しかし当時は、インフォームド・コンセント（説明と同意）という概念も言葉も無く、医師にすべてを任せるパターナリズム（父権主義）が医療現場を支配していた時代である。古典的な硬性気管支鏡を使って気管支切断予定部位を観察した後、長石忠三教授の執刀で右肺上葉切除と補足胸郭成形術を遂行した。術中・術後ともに順調に経過し、抗結核化学療法をしばらく続けていた。

見舞いのため毎日のように病室を訪れる夫人は妊娠中で、お腹の大きさがかなり目立っていたが、いつも甲斐甲斐しく病床の夫の世話をしている姿があった。

退院の日が来た。病棟看護婦とともに病院玄関で患者と夫人を見送った私は、いつしかこの患者のことを忘れていたが、ある日、夫人から一通の手紙をもらった。その内容は次のように書かれていた。「主人の退院後に男児が誕生しました。主人と相談の上、先生の名前をそっくりいただいて、圭一郎と命名しました」。

駆け出しの未熟な医師として、偶然に担当した患者からのこの知らせに私は驚くとともに、医者冥利に尽きる思いで胸が熱くなった。重症患者が多く、結核菌との悪戦苦闘の連続だった当時のささやかなエピソードに過ぎないが、今でも一陣の涼風として、記憶に残っている。

あの時に生まれた圭一郎君は、すでに40歳前後になっていると思われる。

昨今のように医療不信という言葉がマスコミの間で飛び交う状況は、まことに憂うべきであり、あらためて医療の原点である医師と患者の関係とは何かを考えてみたい。

（沖縄県医師会報　２００７年1月号）

蝶の舞う庭――オオゴマダラに魅せられて

同門会の会員諸氏の中には、恩師・岡田慶夫先生（元・滋賀医科大学学長）を筆頭に蝶の愛好家が何人か居られる。岡田先生は高校生時代に日本鱗翅学会を創設され、今なお虫を愛で、蝶を追って海外まで遠征されるなど、長いキャリアを誇る昆虫愛好家である。対照的に、蝶とは全く無縁であった私が数年前から日本国内で最大級といわれるオオゴマダラを自宅の庭で飼育して、さまざまに変態する蝶の一生を眺めて楽しんでいるといっても信じてもらえないであろう。

オオゴマダラは、ほとんど1年中、沖縄各地で見られる白地に黒の縞模様の美しい大型蝶で、翅を広げた時の幅が約15センチに達する（写真）。沖縄を北限とする琉球列島、台湾、フィリピン、ボルネオ、マレー半島などに生息する。ただし沖縄本島北端に近い鹿児島県最南端の与論島や沖永良部島では時々、迷蝶として見られることがあるらしい。

5年前に国立病院を定年退職して一息ついた頃、優雅にゆったりと飛び交うオオゴマダラに魅せられて、その食草「ホウライイカガミ」の苗木2本を蝶マニアの医師から譲り受けて自宅の庭に移植したことから、私とオオゴマダラとの付き合いが始まった。

食草は蔓を伸ばしながら次第に成長すると、何処からともなくオオゴマダラが飛来して食草に産卵し、数週間で孵化して幼虫になる。幼虫の食欲は極めて旺盛で、手当たり次第に食草の葉を貪り食べて、大人の小指位の大きさにまで急速に成長する。幼虫の体表は黒色を基調とし、赤く丸い斑が点在するどぎつい色調で、最初は馴染めなかったが、そのうちに可愛らしく思えてきたから不思議である。

幼虫の時期を過ぎると、蛹になって隣接する木の枝や葉の裏で天敵から身を隠すようにぶら下がり、体を固定して眠りに入る。

一般に、蝶の蛹は目立たない地味な色だが、オオゴマダラは例外である。その毒々しい色彩の幼虫からは想像も出来ないほど美しい。鮮やかなメタリック調の黄金色に輝いて所々に黒の斑紋があり、古代エジプトの装身具にも似て、アクセサリーにしたいほどであ

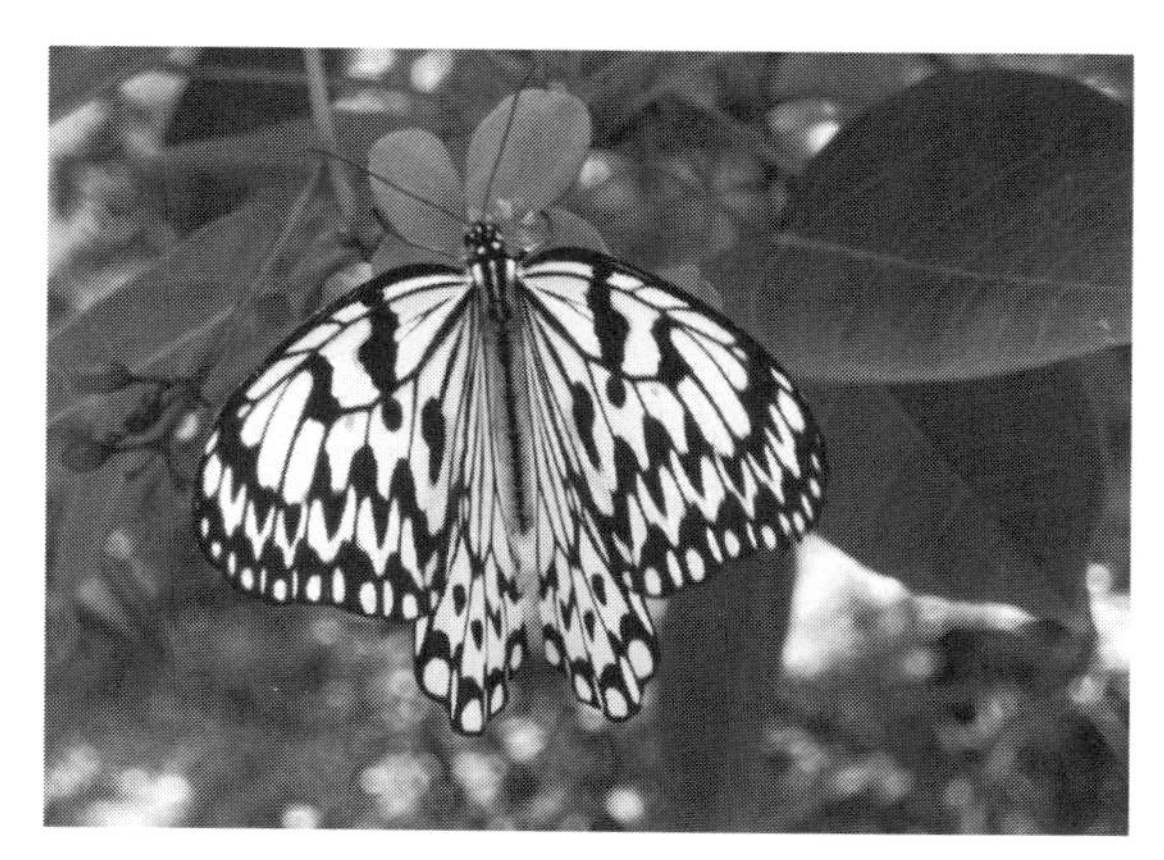

る。約2週間後には羽化して、白地に黒い縞の端正な翅をもった蝶に変身する。

その後、多数の食草を庭の周辺に植えるとともに、日を追って飛来するオオゴマダラの数が増え、ここを安住の地と定めて棲みつくようになった。夏の盛りには10数頭（蝶を数えるときの数詞は匹・羽ではなく、頭であることも初めて知った）のオオゴマダラがペアで、あるいはグループを作って縦横に飛び交い、「空飛ぶ貴婦人」と呼ぶにふさわしい眺めである。この蝶は義理堅く、羽化した場所に定住することが多く、他所へ飛んで行ってしまうことは少ないようである。亜熱帯地域に属する沖縄では年中、色とりどりの花が咲いているので蝶の蜜源には事欠かない。とくに赤色系統の花に群がって吸蜜行動をとる習性があるようである。

オオゴマダラは県内各地で飼育されていて、黄金色の蛹とともに今やスーパー・スター的存在である。私の知る限り、県内数か所のホテルのロビーの一画でオオゴマダラを飼育して、観光客の目を楽しませている。

先日、テレビニュースを見ていたら、南の宮古島の蝶園で、クリスマスツリーに50数個の黄金色の蛹を飾り、その周りを数多くのオオゴマダラが飛び回っている情景が映し出されていた。学校でも子供たちの情操教育の一環として飼育するところが増えている。私が住む地域では「首里城下にチョウを翔ばそう会」があって、食草「ホウライカガミ」の頒布活動を熱心に行っている。

毎年6月23日の沖縄戦終結記念日には本島南部の激戦地跡で慰霊祭が行われるが、今年も平和への祈りを込めて、多数のオオゴマダラが南溟の空に向かって放蝶された。

沖縄県以外の日本国内では生息の北限を超えるので、自然のままの姿でオオゴマダラを見ることは難しいが、「京都府立植物園の温室でオオゴマダラを飼育している」との地元紙記事を目に留めたので、京都へ出かける機会にぜひ見たい。

季節を問わず、さまざまの種類の蝶が庭を訪れるが、私の興味の対象は今のところ、オオゴマダラに限られている。ハイビスカスをはじめ、亜熱帯特有の色鮮やかな花が咲き競う庭に佇んで、オオゴマダラが乱舞する様子を飽かず眺めることが私の日課になってしまった。自然破壊が進む中にあって、虫や蝶にやさしい環境を守り、自然に恵まれた癒しの空間が少しでも広がることが、私の願いである。

（京都大学医学部呼吸器外科学教室同門会誌　第31号　２００7年2月発行）

瑞宝中綬章受章の喜び

平成23年秋の叙勲に際しまして瑞寳中綬章の栄に浴しましたところ、沖縄県医師会主催の祝賀会を開いていただき、厚く御礼申し上げます。その席上、那覇市医師会会員の皆様から花束贈呈を受けただけでなく、感謝状と記念品までいただき、大変恐縮いたしております。

今回の受章が私と苦楽を共にしていただきました先輩、同僚、後輩の皆様の全面的なご協力・ご指導のお蔭であることは申すまでもありません。私のほうから逆に皆様方へ感謝状を差し上げたいというのが私の偽らざる心境です。

偶然ですが、今年は私が医学部を卒業して、ちょうど50年の節目の年にあたります。私は医師人生の大半を公務員として歩み、したがって所属医師会も国立公務員医師会が中心でした。10年前の公務員定年退職後は中部地区医師会、そして2年前から現在の那覇市医師会の一員として末席を汚しております。

先日、厚生労働省で行われた勲記・勲章の伝達式、それに続く皇居での拝謁について「あれは老人式だよ」と、偶然お会いした大学時代の先輩に言われてしまいました。確かにその通りで、言いえて妙であると思います。

その理由は、若者が20歳になった時の成人式で「これから大人であることを自覚して、世のため、人のために尽くします」という成人の誓いの言葉を述べますが、老人式では「これからは年齢を自覚して世のため、人のために迷惑をかけないようにします」と誓いの言葉を述べることになるのでは……と思ったからです。

日本復帰5年前の昭和42年に沖縄に帰り、当時の琉球政府立那覇病院を皮切りに琉球大学保健学部附属病院を経て、国立沖縄病院に赴任し、胸部外科、その中でも呼吸器外科を中心とする分野で仕事をさせていただきました。同病院の肺癌症例数は九州では常にトップクラス、全国でも上位にランクされています。

帰郷当時は肺結核の外科療法が中心で、肺切除に明け暮れる毎日でしたが、次第に肺癌が増加し、沖縄では昭和56年に全国に先駆けて肺癌死亡率が胃癌を追い越しました。ちなみに、日本人男子全体の胃癌と肺癌死亡率の逆転が起こるまでには、その後10数年の歳月を要しました。

沖縄県は歴史的・地理的環境が日本本土と隔絶されていた時代が長く、全国とかなり異なる疾病構造があり、長寿の問題を含めて、早くから疫学専門家の注目を集めていました。

国立がんセンター疫学部と癌研究会附属病院病理部の協力で日本復帰（昭和47年）直前に行われた沖縄県医師会医学会の悪性腫瘍実態調査で、私は肺癌を担当しました。

この結果、沖縄県は全国の肺癌多発県として知られるようになりました。その疫学的背景や原因究明のために各地の大学から「肺癌先進県・沖縄」の私達の所に基礎・臨床の両分野から共同研究の誘いが来るようになりました。共同研究を行ってきた大学は、名古屋大学予防医学、千葉大学肺癌研究施設病理、東海大学移植免疫学、浜松医科大学第一病理、鹿児島大学第3内科、琉球大学第2病理などの各教室です。

これらの共同研究を通して、私は数多くの新鮮な刺激を受けましたが、一地方の疾病像を注意深く観察することで普遍的な事象を解明する手掛かりを得る可能性があることを学び、日常の臨床経験の一つ一つを大切に積み重ねることの意義を改めて認識させられました。そして、何よりも他施設の多分野の研究者に多くの知己を得ることが出来ましたことは、私の終生の宝であると感じています。

さて、高齢化社会の真っ只中で定年を迎え、人生の終末期や尊厳死の問題に関わるようになって、医療に対する私の考えが微妙に変わりました。寝たきりで回復の見込みがない患者さんに対する延命治療の是非、その方達を介護している家族に想いを馳せることも医療の役割で、特に高齢者医療においては、それが最も大切なことであると気付いたのです。

現在は外科医の仕事を離れて、高齢者の介護保健施設で職員の協力を得ながら働いています。少子高齢社会の厳しい現実を見ながら、毎日が新しい発見の連続で、勉強させてもらっています。

（那覇市医師会報　２０１２年新春号）

公立豊岡病院の想い出

1962年4月に、当時の京都大学結核研究所外科療法部に入局した私が、医師として初めて赴任した病院が但馬の公立豊岡病院である。あれから既に50年が経過した。当時の豊岡病院・辻井院長が、呼吸器外科医師の派遣を求めて長石忠三教授室を頻回に訪ねていたことが記憶に残っている。入局後、僅か2年6か月しかたっていない未熟な私が派遣されるとは夢にも思っていなかったので、長石教授から豊岡行きを言い渡された時には本当に驚いた。

ちょうど東京オリンピックが閉幕を迎えた直後の1964年11月1日付で豊岡病院に採用され、直ちに赴任した。当時の豊岡病院は、本館・外来棟が3階まで吹き抜けの円形建築で、極めて特徴的であった。呼吸器外科医長は外科療法部第三研究室出身の田中晋先生で、温かく迎えていただいた。

最初の手術が局所伝達麻酔下に行われた胸郭成形術であった。すでに気管内挿管による全身麻酔が普及し始めていた時だけに驚いたが、貴重な経験をさせていただいた。

しかし、作家・吉村昭が自伝小説でしばしば書いているように、患者の身になってみると大変な苦痛であったに違いない。

ある時は、田中医長の学会出張中の留守を預かっていた私と先任の田苗英二先生（１９６２年卒）の二人で大胆にも開胸手術を行い、肺動脈からの出血を処理できなくなって豊岡市内で開業していた先輩の渋谷謙吉先生に駆けつけていただき、事なきを得たことがあった。若気の至りであるが、今でも冷や汗が出る思いである。

田中先生はあくまでも優しく、この事で表立ってお叱りを受けなかった分、その後の手術に臨む姿勢が一段と慎重になったことは言うまでもない。田中、渋谷両先生とも故人になられたが、あらためてお礼を申し上げたい。

豊岡病院在任期間は半年余りの短期間であったが、田中医長は臨床研修のほかにも何か身につけて帰るように言われ、私は車の運転免許を取りたくて、病院勤務時間が終わると豊岡の自動車教習所に通った。

私は何度も指導教官から「昨夜は病院の宿直で寝ていないのでしょう」と皮肉を言われる程、運転手技の習得が遅かった。それでも何とか免許証を手にして今でも愛車を運転しているが、これも豊岡病院に勤務したお蔭である。

赴任後、間もなく冬を迎えた山陰・豊岡地方は降雪量が多く、南国育ちの私にとって目を見張るような雪景色が展開した。「雪よ、降れ降れ」と言って、地元の人に嫌な顔をされたこともある。その冬は稀にみる大雪があり、ある朝、出勤のために下宿の玄関から出ようとして身の丈ほどの積雪に阻まれ、ショベルで雪かきをして、やっと通りに出ることができた。これも懐かしい思い出になっている。

冬のもう一つの忘れられない出来事は、病院職員とともに神鍋山スキー場へ出かけたことである。私にとって初体験であり、指導員に助けられて直滑降の練習に熱中した。

豊岡病院でいただいた初月給は4万円であったと記憶している。当時の大学卒の平均的サラリーマンの初月給が2万円前後の時代であるので嬉しかった。初めて手にした給料で大阪・梅田へ行ってビフテキを食べ、広辞苑（初版本）を購入したことも懐かしい。

豊岡といえば、コウノトリの人工飼育で有名である。50年前の私の豊岡在任中にその姿を見ることはできなかったが、今では人工繁殖が成功して街中で飛翔する姿を見られるという。いつの日か、再訪してコウノトリとの出会いを楽しみたい。

（京都大学医学部呼吸器外科学教室同門会誌　2013年）

京大・結核研究所外科療法部の想い出

昭和36年（1961年）に医学部を卒業し、1年間の実地臨床研修（インターン）生活を経て、京大・結核研究所（結研）外科療法部に入局した。

当時の結研は大学病院構内の北東隅にあり、木造平屋の瓦葺の老朽建築物で、廊下を歩くだけで振動が伝わるため、第五研究室（5研）に所属していた私は、日中を避けて夜間に電子顕微鏡用の超薄切片を作っていた。

その頃、米軍占領下の郷里・沖縄は深刻な医師不足が問題になっており、当時の琉球政府の勧告に従って、結研勤務5年目で区切りをつけて昭和42年（1967年）3月に帰郷した。臨床・研究両分野でご指導を受けた岡田慶夫先生をはじめ、五研の全員に大阪（伊丹）空港まで見送っていただいたことが、昨日のことのように脳裏に焼きついている。沖縄の日本復帰が実現したのは、それから更に5年後のことであった。

帰郷後は、呼吸器外科医として臨床に励んだ。沖縄県は全国有数の肺癌多発地域として知られるようになり、各地の大学の疫学・病理・臨床分野から共同研究の誘いが来るようになった。当時の母教室（寺松孝教授、人見滋樹助教授）との関連が密接で、「西日本肺癌手術の補助化学療法研究会」の発足と同時に参加した。これらの共同研究を通して私は多くの新鮮な刺激を受け、診療面で質の向上を図るとともに、勤務先の病院の活性化に役立ててきた。

昭和56年（1981年）1月25日に京都ホテルで開催された初代教授・長石忠三先生の金婚祝賀会に出席した私は、その直後に先生ご夫妻を沖縄にお招きして、離島の石垣島や竹富島を含む県内各地へご案内した。ご一緒に行動した5日間の琉球列島の旅で、ご夫妻に大いに楽しんでいただいた。

学会関係では、平成９年（１９９７年）に私が日本気管支学会九州地方会総会の会長を務め、岡田慶夫先生ご夫妻を沖縄の地にお招きし、特別講演をお願いした。演題は「気管支・肺胞の上皮系細胞に関する最新情報」で、先生のもっとも得意とされる分野の一つであり、その後の研究の展開を知る上で大変興味深いものであった。岡田先生は日本鱗翅学会の創設者の一人でもあり、「おきなわメディカル昆虫同好会」の諸会員が岡田先生と一緒に蝶の観察に出かけるという副産物までついた稔り多い学会であった。お蔭で私も蝶愛好家の末席を汚すようになり、自宅の庭で亜熱帯最大の蝶・オオゴマダラの飼育に取り組んでいる。

（京都大学医学部呼吸器外科学教室75周年記念誌　２０１６年2月刊行）

ベストナイン会

１９６２年に京大結核研究所外科療法部に９人が入局した時、その数の多さは空前絶後と言われた。その後、この記録は塗り替えられたが、当時すでに肺結核に対する外科療法は全盛期を過ぎて往時の華々しさは影を潜め、医学生にとって魅力ある分野というには余りにも隔たりがあった。したがって、この数字は同期生の間でも七不思議の一つと言われたものである。

結核研究所では、必ずしも結核に捉われない自由な研究を家族的な環境で臨床研修と同時進行的に行うことができ、しかも他の教室に比べて生活の糧を得るためのアルバイトに恵まれているとの情報が影響したようであるが、当時の主任教授・長石忠三先生のお人柄によるところが大きい。

入局した9人は3人ずつのグループに均等に分けられ、それぞれ移植免疫（1研）、肺機能（3研）、肺癌（5研）の研究室に所属することになる。個性も出身地も大きく異なる9人であるが、意外にも仲間意識は強く、野球チームにちなんで「ベストナイン会」（BN会と略す）と称する同期会を入局11年目の1973年から毎年1回、欠かさずに行って今日に及んでいる。

当時の結核研究所は大学病院構内の北東隅にあり、木造平屋の瓦葺の老朽建築物で、これにはひどく落胆した。それでも「外観より内容で勝負」と自分に言い聞かせて頑張った。廊下を歩くだけで振動が伝わるため、皆が寝静まる夜中を待って電子顕微鏡用の超薄切片を作っていた。

その頃、私の郷里・沖縄はアメリカの軍事占領下にあって医療の立ち遅れが問題になっており、時の琉球政府の勧告に従って研究所生活に5年で区切りをつけて、1967年4月、那覇病院で胸部外科医としてのスタートを切った。岡田慶夫先生を始め、研究室全員に大阪空港まで見送っていただいたことが昨日のことのように脳裏に焼きついている。沖縄の日本復帰が実現したのは、それから5年後であった。

ＢＮ会は遠方（沖縄）の私が参加し易いようにとの配慮で、肺癌学会や胸部外科学会などの関連学会の秋の総会に合わせて行っていた。当初は９人の医師だけの参加が続いていたが、そのうち、同期生の子育てが一区切りついた頃から夫婦同伴で参加するようになり、毎回、９組の夫婦合わせて18人が勢揃いして、一泊二日の和やかな集いを楽しんでいる。会を重ねるごとに夫人たちの間柄もますます親密の度が深まるようになった。

その間に、ＢＮ会の一員である人見滋樹君が１９８４年に第３代教授に就任し、母教室の活動と発展に一層の関心と期待が深まるようになった。

ＢＮ会の幹事は交代制で９年ごとに回ってくるが、開催場所の選び方がユニークである。それぞれの出身地、あるいは赴任先の施設の所在地で開催することが多いが、必ずしもこれに拘らないところが面白い。会合は初日に夕食会で始まり、各人の仕事や家庭の現況を報告した後、歓談となる。翌日は大抵、名所・旧跡などの観光に出かけることが多いが、18人の参加者があるので、バス1台を借り切ってのグループ・ツアーを楽しんでいる。

開催場所を思い出すままに記すと、阿波踊りに合わせて徳島、大原美術館の倉敷、兵庫の宝塚温泉、熊本の菊池温泉、北陸の加賀温泉、山口の湯田温泉、松本市郊外の扉温泉、あるいは保津川下りや琵琶湖畔遊覧、ホームカミング・デーに合わせた京大構内、開港１５０年の横浜、平等院鳳凰堂があり、かつて教養部の分校があった宇治市で開くなど、変化に富んでいる。沖縄では太平洋戦争の激戦地跡、首里城公園や海洋博覧会記念水族館などを訪れた。

何よりも健康で一人も欠けずに毎年1回、顔を合わせることが最大の喜びであり、いつまでも続いてほしいと願っている。唯一残念な事は、２０１２年７月に甲斐隆義君との永遠の別れがあり、痛恨の極みである。

ＢＮ会の一員として今後ますますの隆盛を切に祈りたい。

（２０１９年７月）

学童疎開船「対馬丸」の想い出

沖縄から九州を目指して、僚船とともに航行中の学童疎開船「対馬丸」が、トカラ列島の悪石島北西沖の海上で米潜水艦の魚雷攻撃を受け、１４００余人が犠牲になって、ちょうど60年目の２００４年８月22日、那覇市に対馬丸記念館が開館した。疎開学童の一人として、辛くも難を免れた僚船上で対馬丸の最期を目撃した私は、開館初日に記念館に駆けつけ、幼かった同世代の無念の死を悼み、己の僥倖を思い知らされた。

沖縄の地上戦を必至とみて、足手まといになる婦女子や学童の集団疎開命令が出され、運命の対馬丸に乗船を割り当てられた学童は、那覇市内の小学生が中心であった。私は首里の県立男子師範学校付属小学校3年に在学中で、当時の首里は行政上、那覇市ではなかったので、近隣町村の学童とともに2隻の僚船（暁空丸と和浦丸）に分乗して撃沈を免れた。

すでに沖縄周辺の制海権が米軍に掌握されており、潜水艦が跳梁跋扈している危険極まりない海域であることを知りながら、集団疎開の学童を乗せた対馬丸は僚船2隻とともに船団を組んで、無謀にも1944年8月21日夕刻、那覇港を出航した。何も知らされていなかった無邪気な学童は、憧れの本土修学旅行に出かけるようなはしゃいだ様子さえみられた。しかし乗船後、一旦緩急あれば直ちに海中に飛び込むように救命胴衣の常時着用を命ぜられてから後は、甲板上でまんじりともせずに夜を明かし、恐怖に怯える航海が続いた。

魚雷攻撃を避けるために船団は進路をジグザグにとって航行していたが、出港翌日の8月22日夜10時過ぎ、対馬丸に阿鼻叫喚の地獄さながらの惨劇が訪れた。4発の魚雷が命中して轟音とともに対馬丸は火柱をあげて海中に没した。私達は僚船・暁空丸の甲板上で茫然と見つめるだけだった。僚船は自らの危険を避けるために救助に向かう余裕などある筈もなく、現場海域から早急に逃げるだけで精一杯だった。

必死で対馬丸沈没現場から離れようとする僚船の至近距離を、白い航跡を引いて猛スピードで追跡してくる数発の魚雷が目撃されている。幸運にも命中せず、何度も胸をなでおろした。2隻の僚船が遭難を免れたことは偶然に過ぎない。

鹿児島湾も危険であることから、僚船は鹿児島入港の当初予定を変更して長崎港の大波止に接岸した。地獄の海から生還して安堵感に浸る私達を出迎えてくれた地元・長崎市の活水女学校の学生達が、低学年の疎開学童一人ひとりの手を引いて上陸させてくれたことが記憶に残っている。

次の任務のために沖縄に引き返す途中、暁空丸は魚雷の直撃を受けて沈められたことを後で知った。

学童疎開船「対馬丸」を沈めた米潜水艦ボーフィン号は、「真珠湾の復讐鬼」の異名があり、太平洋戦争で数多くの日本艦船を沈めている。その「武勲」を称えて同艦は今、ハワイ・オアフ島の真珠湾の一画に係留保存されている。その近くに有名な戦艦アリゾナ号記念館があり、多くの日本人観光客が訪れるが、ボーフィン号に関心を示す日本人は稀であり、対馬丸の悲劇を知る人は皆無に等しい。

戦後60年の歳月が流れ、対馬丸生存者の一人が恩讐を越えてボーフィン号乗組員と会っている。児童を含む多数の一般市民(非戦闘員)が乗っている疎開船と、軍需物資を運ぶ輸送船とを識別できなかったと乗組員は証言している。今では対馬丸を撃ったことを後悔し、一般市民が戦争に巻き込まれる不条理を悲しんでいるという。

本土出張の際に、飛行機があの海域上空にさしかかる時、私の耳に夥しい学童の遺骨とともに今なお海中深く眠っている対馬丸の悲痛な叫びが聞こえてくる。

私と同じ学童疎開船に乗って、恐怖の海を魚雷に追われて逃げ惑った経験をお持ちの県医師会員も、何人もおられることを承知している。しかし、撃沈された対馬丸の生存者がおられるかは寡聞にして知らない。幼児の戦争体験を通して私は今、平和のありがたさを痛感している。

（沖縄県医師会報　２００５年８月号）

学童疎開船「対馬丸」の悲劇

沖縄から九州を目指して僚船とともに航行中の学童疎開船「対馬丸」が、トカラ列島の悪石島北西沖の海上で米潜水艦の魚雷攻撃を受け、１４００余人が遭難して以来、すでに62年の歳月が流れた。

「年はめぐれど帰りこぬ　おさなき顔の目には見ゆ」（学童慰霊碑・小桜の塔弔歌から）と、帰らぬわが子を待ち続けた両親の多くがすでに亡くなり、数少ない奇跡の生還者も高齢化している今日、この悲劇を風化してはならないという思いは募る一方である。

当時、僚船「暁空丸」上で対馬丸の最期を目撃した私は、２年前に開館した対馬丸記念館

（那覇市若狭）を訪れ、幼かった同世代の無念の死を悼み、己の僥倖を思い知らされるとともに子供たちが巻き込まれる戦争の不条理に深い悲しみを覚える。今なお地球上で多くの幼い命が紛争の犠牲になっている現実を思うとき、対馬丸事件を含めて過去の悲劇の教訓が何一つ生かされていないことに人間の愚かさを感じている。

運命の対馬丸に乗船を割り当てられた学童は、那覇市内の小学生が中心であった。私は首里の小学校に在学中で、当時の首里は行政上、那覇市とは別の市制を敷いていたので、近隣町村の学童とともに対馬丸とは別の2隻の僚船に分乗して撃沈を免れた。

すでに沖縄周辺の制海権が米軍に掌握され、危険極まりない海域であることを知りながら、対馬丸は僚船2隻と共に船団を組んで那覇を出航した。学童たちは救命胴衣の常時着用を命ぜられ、甲板上でまんじりともせずに夜を明かし、恐怖に怯える航海が始まった。

魚雷攻撃を避けるために船団は進路をジグザグにとって航行していたが、出港翌日の8月22日夜10時過ぎ、対馬丸に地獄さながらの惨劇が訪れた。複数の魚雷が命中して対馬丸は火柱をあげて海中に没した。

僚船は自らの危険を避けるために対馬丸の救助に向かう余裕などある筈もなく、現場海域から早急に逃げるだけで精一杯だった。いくつもの魚雷が白い航跡を引いて猛スピードで僚船を追跡し、その船腹を掠めるように通過していく恐怖の光景が目撃されている。2隻の僚船が遭難を免れたことは偶然に過ぎない。

今までにも、対馬丸事件を扱った著作は記録集を含めて幾冊か出版されているが、その中でも昨年の日本新聞協会賞に輝いた「沖縄戦新聞」第2号（琉球新報社）が事件の全貌を生々しく伝えている。さらに、作家の手による2冊、すなわち大城立裕『対馬丸』（理論社）と吉村昭『他人の城』（新潮文庫『脱出』収載）の一読を薦めたい。

いずれも出航前夜の世情、沈没時の惨状、恐怖の漂流、生存者の過酷な戦後を描写し、沖縄線の前哨戦となった学童疎開船「対馬丸」の悲劇を通して、沖縄県民の怒りと悲しみを次世代に伝える格好の作品となっている。

（琉球新報　2006年8月13日朝刊）

65年ぶりに学童疎開先を訪ねて

戦雲急を告げる1944年8月、小学校3年生の私は集団疎開学童の一員として那覇港を出航した。船団を組んで同時に出航し、奄美群島の悪石島沖で米潜水艦の魚雷攻撃を受けて撃沈された疎開船・対馬丸の最期を目の当たりにし、死を覚悟しながら奇跡的に九州へ辿り着いた。

あれから65年目の２００９年秋、私は福岡での会議に出席した機会を利用して、当時の疎開先である熊本県八代市の日奈久温泉を訪ねることにした。

列車の窓から昔と変わらない美しい里山の風景、とりわけ収穫の秋を迎え、どこまでも広がる黄金色の稲穂と、沿線で枝もたわわに実る柿に見とれながら、懐かしい鄙びた温泉町に到着した。

列車を降りて私が最初に訪れた場所は、当時の学び舎「日奈久小学校」（当時の呼称は日奈久国民学校）である。ちょうど、土曜日の午後だったので閑散としていたが、校門を入って直ぐ左側の築山に、日奈久小学校創立百周年を記念して「沖縄県同窓生友情の碑」が建っている。私はいつまでもその碑の前に佇んでいた。その石碑に刻まれた文言は次の通りである。

「昭和19年（１９４４年）９月、親元を離れた沖縄からの友達千百余名がここに転校してきた。不幸な戦争の最中ではあったが、当時の生徒たちは不自由を分かち、手を取り合って学業に勤しんだ。また町の人々も側面から学校を援助した。そして翌年の6月、友らは別れを惜しみ、再び疎開していった。それから戦後30年の歳月が流れた。本校創立百周年にあたり、故里沖縄に帰った友らは、幼い頃の様々な思い出をあたため、母校への感謝のしるしに自ら浄財を集め送付された。私たちは友らの心根の優しさと真心の厚さとを永久に讃え、友情の灯を点し続けるためにこれを建立する。昭和50年（１９７５年）７月吉日」

戦時中で温泉客など居なかった数多くの旅館が、沖縄からの疎開学童千百余名の宿舎として割り当てられた。私が世話になった旅館は、今も当時と同じ看板を掲げて営業していることを知り、懐かしさのあまり、一夜の宿をとった。

すでに旅館の経営者は替わり、改築を重ねた結果、部屋の間取りや配置は大きく異なり、私の記憶に残る当時の面影はほとんどなかった。知人・友人達はすべて転居先不明または死亡し、当時を知る人に会えるかもしれないという淡い期待は、完全に裏切られた。65年という空白はあまりにも長く、何とも寂しい旅行であった。

775名の疎開学童を含む1400余名が犠牲になった対馬丸事件であるが、学童の親達のほとんどが他界し、毎年8月22日の命日に那覇市の「小桜の塔」前で執り行われる慰霊祭の参加者が年々減少している。

私にとって身近な沖縄戦の想い出を、このまま風化させてほしくないと思う。

追記　沖縄の疎開学童が転校した日奈久小学校は、「インド救らいの父」と讃えられた宮崎松記博士の母校でもある。1972年6月14日、日本からインドへ戻る途中、ニューデリー郊外の航空機墜落事故のため逝去された同博士を悼んで、同校校庭に顕彰碑が建っている。ちなみに同博士は京都大学医学部皮膚科学教室の出身で、私にとっては医学部の先輩に当る。

（那覇市医師会報　2010年春季号）

あとがきにかえて

本書の前半（第1～4章）では、臨床医としての経験から、尊厳死と安楽死、老化とは、認知症とは、肺癌とは、といった医学関連文章のほか、医師と患者の人間関係、終末期医療の問題など、日頃、私が感じていることを述べてきました。

後半（第5～6章）では、これまでの私の人生の中で思い出に残る出来事、とくに長年勤務した医療・保健関連職場での貴重な経験に言及いたしました。

本書は、昭和46年から令和元年の間の新聞・雑誌に投稿した文章が大部分を占めていますが、会合での挨拶文なども含まれています。

最後になりますが、本書の出版が実現した背景には、絶えず私を激励してくださった社会医療法人「葦の会」理事長・田頭真一氏の存在があります。

さらに本書の編集・出版にご尽力いただきましたライターの上村雅代氏、合同フォレストの山中洋二氏の綿密な連携があったからこそ、本書の出版が実現したことは言うまでもありません。この場をお借りして、心から感謝いたします。

令和2年2月

源河圭一郎

●プロフィール

源河圭一郎（げんか・けいいちろう）

昭和10年8月1日　兵庫県神戸市灘区で誕生

【学歴】

昭和17年	4月	台湾台北市南門国民学校入学
昭和18年		沖縄県立男子師範学校付属国民学校（編入）
昭和19年	9月	熊本県芦北郡日奈久国民学校（編入）
昭和22年		沖縄県国頭郡宜野座初等学校（編入）
昭和23年	3月	宜野座初等学校卒業
	4月	宜野座中学校入学
昭和26年	3月	首里中学校卒業
	4月	首里高等学校入学

昭和29年	3月	首里高等学校卒業
昭和30年	4月	京都大学医学部医学科入学
昭和36年	3月	京都大学医学部医学科卒業
	4月	国立京都病院で医師実地修練
昭和37年	4月	京都大学大学院医学研究科入学（胸部外科学専攻）
	5月	医師国家試験合格
昭和43年	11月	京都大学医学博士の学位授与

【職歴】

昭和39年	11月	兵庫県豊岡市公立豊岡病院胸部外科医師
昭和42年	4月	琉球政府立那覇病院気管食道科医長
昭和45年	6月1日～8月28日	韓国、台湾、香港、シンガポールでＷＨＯ研修
昭和47年	5月	琉球大学保健学部第2外科講師

昭和48年	3月26日〜8月2日	デンマーク、イギリスでWHO研修
昭和55年	1月	国立沖縄病院外科医長、副院長
平成6年	4月	国立沖縄病院院長
平成13年	3月	国立沖縄病院名誉院長
	4月	医療法人愛和会あいわクリニック院長
平成14年	3月	介護支援専門員登録
平成21年	9月	介護老人保健施設オリブ園施設長

【所属学会】

日本肺癌学会特別会員
日本胸部外科学会指導医
日本呼吸器内視鏡学会指導医
日本外科学会認定医、呼吸器外科専門医

【その他の役職】

沖縄県医療審議会委員
沖縄県成人病検診管理指導協議会肺癌部会長
沖縄県国民健康保険団体連合会審査委員
国民年金障害認定審査委員
那覇地方裁判所民事調停委員
日本尊厳死協会評議員

【受賞歴】

平成17年度沖縄県医科学研究財団功労賞

平成23年11月　瑞宝中綬章叙勲

【主な著書一覧】

『肺癌』医学書院、１９７２（共著）

『呼吸器疾患とその微細構造』医学書院、１９７５（共著）

『気管支ファイバースコピーの実際』金芳堂、京都、１９８６（共著）

『呼吸器外科の実際』金芳堂、京都、１９９４（共著）

『呼吸器外科手術の手技と方法』金芳堂、京都、１９９６（共著）

『沖縄の疾病とその特性』九州大学出版会、１９９６（共著）

『胸腔鏡手術アトラス』金原出版、１９９７（共著）

『今日の医療指針１９９９年版』医学書院、１９９９（共著）

【主な論文】

「人の肺癌細胞の電子顕微鏡的研究」京大胸部研紀要、1：200〜239、1968

その他、論文数523本

編集協力　上村　雅代
組　　版　GALLAP
装　　幀　株式会社クリエイティブ・コンセプト

人の逝き方を考える——終末期医療と尊厳死

2020年4月10日　第1刷発行

著　者　源河圭一郎
発行者　山中　洋二
発　行　合同フォレスト株式会社
郵便番号 101-0051
東京都千代田区神田神保町 1-44
電話 03（3291）5200　FAX 03（3294）3509
振替 00170-4-324578
ホームページ　https://www.godo-forest.co.jp
発　売　合同出版株式会社
郵便番号 101-0051
東京都千代田区神田神保町 1-44
電話 03（3294）3506　FAX 03（3294）3509
印刷・製本　株式会社シナノ

■落丁・乱丁の際はお取り換えいたします。

ISBN 978-4-7726-6155-3　NDC 490　194×133

合同フォレストのホームページ（左）、
Facebook ページ（右）はこちらから。➡
小社の新着情報がご覧いただけます。